ZUKUNFTSFORUM DEMENZ

Demenz – auf dem Weg zu einem Disease-Management-Programm?

Herausgeber
Professor Dr. med. Ingo Füsgen
Dr. med. Johannes Hallauer
Professor Dr. med. Lutz Frölich

5. Workshop
des „Zukunftsforum Demenz"
24./25. Januar 2003 in Geisenheim

Dokumentationsreihe · Band 1

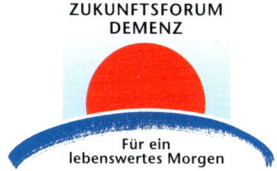

Editorial

Demenz – auf dem Weg zu einem Disease-Management-Programm

Warum hat das Zukunftsforum Demenz gerade dieses Thema zum Diskussionsgegenstand eines Workshops gewählt? Das Zukunftsforum hat sich zum Ziel gesetzt, die Versorgung der Demenzkranken in Deutschland zu verbessern. Dazu soll vor allem der interdisziplinäre Dialog mit allen an der Versorgung der Demenzkranken Beteiligten beitragen. Und an einer guten Versorgung ist eine Vielzahl unterschiedlicher Leistungserbringer beteiligt. Da sind zunächst diejenigen, die direkt mit den Kranken arbeiten wie Ärzte, Angehörige, Pflegedienste oder Physiotherapeuten, aber auch solche, die indirekt Verantwortung tragen, zum Beispiel als Führungskraft in einer Kranken- oder Pflegeversicherung oder in einer Kassenärztlichen Vereinigung.

Was läge da näher als gerade Vertretern dieser sehr verschiedenen Gruppen zu ermöglichen, Netzwerksysteme bzw. Disease-Management-Programme zu diskutieren, in denen diese Gruppen zur Optimierung der Patientenversorgung mitarbeiten. Bei dem Entwurf eines Disease-Management-Programmes für Demenzpatienten, das eine umfassende Versorgung des einzelnen Kranken beschreibt, müssen schließlich alle berücksichtigt werden: Haus- und Fachärzte aus dem ambulanten und aus dem stationären Bereich, die Pfleger sowohl aus ambulanten Pflegediensten als auch aus den Heimen, nicht-medizinische Gesundheitsprofessionen – das reicht vom Sozialtherapeuten über Logopäden bis hin zum Fußpfleger –, die Angehörigen bzw. deren Vertreter aus den Selbsthilfegruppen und nicht zuletzt diejenigen, die die Leistungen bezahlen müssen, also Vertreter von Kranken- und Pflegekassen bzw. von Sozial- und Gesundheitsämtern der Kommunen.

Editorial

Alle Teilnehmer des Workshops haben erkannt, dass eine gute Versorgung der Demenzkranken nur durch Netzwerke zu gewährleisten ist. Und die vorgestellten Erfahrungen zeigen, dass dies durchaus in der Praxis funktioniert. Voraussetzung aber ist die Einsicht aller Verantwortlichen, dass die Demenz eine behandlungsbedürftige Krankheit ist und nicht etwa ein Zustand, der hingenommen werden muss. Denn mit den heute zur Verfügung stehenden Medikamenten sowie mit nicht-medikamentösen Therapien und Versorgungsmaßnahmen können Demenzpatienten länger in ihrem vertrauten Umfeld verbleiben. Das nützt dem Patienten und spart dem Gesundheitswesen hohe Pflegeheimkosten.

Dennoch ist bei aller Einsicht für die Bedürfnisse der Demenzkranken deutlich geworden, dass es noch ein weiter Weg bis zu Disease-Management-Programmen bzw. flächendeckenden Versorgungsnetzen ist. Doch diese würden für die Kranken und ihre Angehörigen zu einer besseren Lebensqualität beitragen, gemäß dem Motto des Zukunftsforums: Für ein lebenswertes Morgen!

Günther Sauerbrey
Leiter Zukunftsforum Demenz

Angelika Ramm-Fischer
Zukunftsforum Demenz

Editorial

Demenzversorgung

Die westlichen Industriestaaten erleben zurzeit einen demografischen Wandel mit einem massiven Anstieg Hochbetagter. Altersabhängigen Erkrankungen wie der Demenz kommt deshalb eine besondere Bedeutung zu, insbesondere wenn eine kausale Behandlung bisher nicht möglich ist und die symptomatische bzw. begleitende Behandlung im Vordergrund steht. In früheren Workshops des Zukunftsforums Demenz wurde schon in den Vorträgen und den Diskussionen deutlich, dass die etwa 1 Mio. Demenzpatienten in Deutschland nicht ausreichend versorgt sind. Dabei hilft es wenig, über bestehende Defizite zu klagen, sondern man muss bestehende Möglichkeiten aufgreifen bzw. klar erkennbare Defizite ansprechen und gezielt Besserung fordern. Dies war das Ziel dieses interdisziplinären Workshops mit dem Thema „Demenz – auf dem Weg zu einem Disease-Management-Programm?"

Anhand von Daten und Fakten wurde anfänglich von Herrn Dr. Hallauer deutlich gemacht, dass wir bisher mit der Krankheit Demenz unverantwortlich schlecht umgehen. Ein besseres Management zum Beispiel mit dem erfolgreichen Einsatz von Antidementiva würde uns alle hier schon einen großen Schritt weiterbringen, wie Professor Dr. Lutz Frölich am Beispiel von Memantine anschließend dargestellt hat. Aber nicht nur der medikamentösen Therapie kommt besondere Bedeutung zu, sondern auch der Koordination in der Betreuung und Versorgung der Kranken, wozu Netzwerke aufgebaut werden müssen. Trotz Fehlens entsprechender finanzieller Anreize gibt es funktionsfähige regionale Beispiele dafür. Dr. Eberhard Hesse hat ein solches Beispiel eines funktionsfähigen Case-Managements für Demente und deren Angehörige vorgestellt. Dabei muss die Anlaufstelle Krankenhaus für eine solche Vernetzung nicht unbedingt negativ gesehen werden, wie Herr PD Dr. Gutzmann am Geronto-Psychiatrischen Netzwerk in Berlin erläutert. Die anschließende Vorstellung des „Netzwerkes im Alter" im Berli-

EDITORIAL

ner Bezirk Pankow durch Herrn Georgios Giannakopoulos macht deutlich, dass man diese Vernetzung und Hilfe nicht nur auf psychisch und somatisch kranke Senioren ausrichten sollte, sondern ganz besonders auch auf aktive Ältere. Dabei kommt ohne Zweifel ganz besondere Bedeutung der häuslichen Betreuung zu. Am Beispiel des Würzburger Vereins „Halma" stellte Frau Weber vor, wie man es praktisch umsetzen kann, ältere demenzielle und/oder depressive Patienten so lange wie möglich in ihrer häuslichen Umgebung zu betreuen.

Eine der wichtigsten Aussagen dieses Workshops war ohne Zweifel, dass erfolgreiches Umgehen, Betreuen, aber ganz besonders auch die medikamentöse Therapie Chancen zur erfolgreichen Mitbewältigung des „Demenzproblems" in unserer Gesellschaft bieten. Dabei ergeben sich natürlich eine Reihe von Forderungen, wie sie interdisziplinär in diesem Büchlein dargestellt werden. Die gebrachten Beispiele zeigen aber auch auf, dass mit Engagement und neuen Ideen erfolgreich die Versorgung dementer Patienten angegangen werden kann. An den Vorstellungen, Forderungen und Beispielen wird ganz besonders deutlich, dass der Demenz-Patient „Zukunft" hat und Nihilismus der falsche Weg wäre.

Herrn Dr. Hallauer und Herrn Prof. Dr. Frölich sei für die Moderation und Zusammenstellung des Workshop-Programms besonders gedankt. Vielen Dank auch an die Referenten und Diskutanten, die ganz entscheidend zur erfolgreichen Gestaltung des Workshops beitrugen.

Prof. Dr. med. I. Füsgen

Herausgeber

Professor Dr. med. Ingo Füsgen
Geriatrische Kliniken Wuppertal
der Kliniken St. Antonius
Lehrstuhl für Geriatrie der
Universität Witten-Herdecke
Carnaper Str. 60
42283 Wuppertal

Dr. med. Johannes Hallauer
Leiter des Institutes
für Gesundheitssystemforschung
des Universitätsklinikums Charité
Schumannstraße 20/21
10117 Berlin

Professor Dr. med. Lutz Frölich
Leiter der Gerontopsychiatrie
Klinik für Psychiatrie und Psychotherapie I
der Universitätsklinik Frankfurt am Main
Heinrich-Hoffmann-Str. 10
60528 Frankfurt am Main

Referenten des Workshops

Im Rahmen eines interdisziplinären Dialogs haben Referenten aus unterschiedlichen Bereichen zum Thema Disease-Management bei Demenz gesprochen.

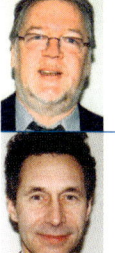

Dr. Johannes F. Hallauer
Universitätsklinikum Charité Berlin

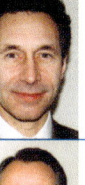

Professor Dr. med. Lutz Frölich
Universitätsklinikum Frankfurt/Main

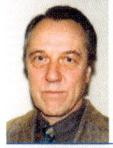

Dr. med Eberhard Hesse
Universitätsklinik Münster

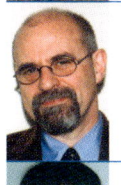

Privatdozent Dr. med. Hans Gutzmann
Vivantes Klinikum Hellersdorf, Berlin

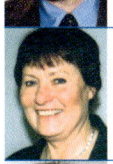

Dr. med. Claudia Kramer
Landesvorsitzende des Berufsverbandes der Neurologen, Bielefeld

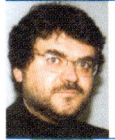

Georgios Giannakopoulos
Seniorenzentrum Abendstern, Berlin

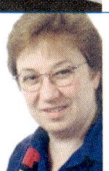

Ursula Weber
HALMA e.V., Würzburg

Impressum

© 2003 Zukunftsforum Demenz
Postfach 11 13 53
60048 Frankfurt am Main
E-Mail: hcr@merz.de

Redaktion, Gestaltung und Produktion:
Medical Tribune Verlagsgesellschaft mbH
Wiesbaden

April 2003

Printed in Germany
ISBN 3-922264-26-3

Inhalt

Dr. Johannes F. Hallauer
Krankheit Demenz besser managen   11

Professor Dr. med. Lutz Frölich
Was leisten Medikamente?   17

Wer koordiniert die Hilfen?   23

Dr. med. Eberhard Hesse
Regionales Case-Management ermöglicht Früherkennung   25

Dr. med. Hans Gutzmann
Psychisch kranke Senioren rundum gut betreut   29

Dr. med. Claudia Kramer
Ärzten eine angstfreie Verordnung ermöglichen   35

Detmar Ahlgrimm
Bundeseinheitliche Regelung fehlt   39

Georgios Giannakopoulos
Fallmanagement für den Einzelnen   43

Ursula Weber
Vernetzung von ambulanten Hilfsangeboten   49

Das Zukunftsforum Demenz hat sich zum Ziel gesetzt, die Versorgung der Demenzkranken in Deutschland zu verbessern, um Ihnen möglichst lange ein würdevolles und – entsprechend ihren noch vorhandenen Fähigkeiten – erfülltes Leben zu ermöglichen. Daher auch das Motto des Zukunftsforums: Für ein lebenswertes Morgen.

Mehr Lebensqualität für Kranke und Angehörige
Krankheit Demenz besser managen

DR. JOHANNES F. HALLAUER

Gelingt es in Zukunft nicht, das Management der Krankheit Demenz zu verbessern, werden sich laut Hochrechnungen die Krankheitskosten innerhalb der nächsten 20 bis 30 Jahre verdoppeln. Angesichts der großen Summen von etwa 15 Mrd. Euro pro Jahr, so Charité-Gesundheitsforscher Dr. Johannes F. Hallauer, sollte jetzt über die Einführung und Auswirkungen von Disease-Management-Programmen für Demente diskutiert werden.

Leben heute 13 Millionen über 65-Jährige in Deutschland, werden es im Jahr 2035 etwa 23 Millionen sein. Das bedeutet also 10 Millionen mehr „alte" Bundesbürger, die medizinisch versorgt werden müssen. Insbesondere die über 80-Jährigen laufen Gefahr, dement zu werden. Und bekanntlich werden die Menschen immer älter (Abbildungen 1 und 2). Neben dem Alter gibt es aber weitere Faktoren, die das Krankheitsrisiko erhöhen. Wer seinen Lebensabend ohne Partner bestreiten muss, trägt ein um 170 % höheres Risiko, bei Demenz in ein Pflegeheim zu kommen.

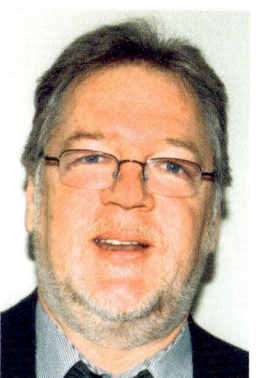

Dr. Johannes F. Hallauer
Gesundheitsforscher am Universitätsklinikum Charité Berlin

Aber nicht nur diese demografischen Zahlen zeigen, dass eigentlich jetzt schon dringender Handlungsbedarf besteht. Die Kassen der Pflegeversicherung sind bei derzeit etwa zwei Millionen Leistungsempfängern leer. Es hat sich bereits gezeigt, dass die heutigen Beiträge für die gesetzlich vorgeschriebenen Ausgaben nicht ausreichen. Und der Beitragssatz von 1,7 % sieht keine Anpassung nach oben vor.

Für die Krankenkassen an sich ist Demenz bisher kein Thema. Kein Wunder, denn derzeit sind die Ausgaben auf Seiten der GKV im Vergleich zu denen, die Angehörige oder

Pflegeversicherung übernehmen müssen, verschwindend gering. Den größten Anteil müssen mit 67 % der Kosten die Angehörigen übernehmen, 30 % trägt die Pflegeversicherung und nur 3 % die Krankenkassen.

Geschieht nichts, werden sich laut Hochrechnungen der Bevölkerungsentwicklung beispielsweise vom Deutschen Institut für Wirtschaft oder dem Statistischen Bundesamt je nach Dynamik der Veralterung die Krankheitskosten für Demenz innerhalb der nächsten 20 bis 30 Jahre verdoppeln (Abbildung 3).

Deshalb, so Dr. Hallauer, sollte über Kosteneinsparpotenziale, d.h. eine gerechtere Verteilung der Kosten, die beispielsweise mit Disease-Management-Programmen erzielt werden könnten, jetzt schon nachgedacht werden. Es gibt

Demografische Entwicklung

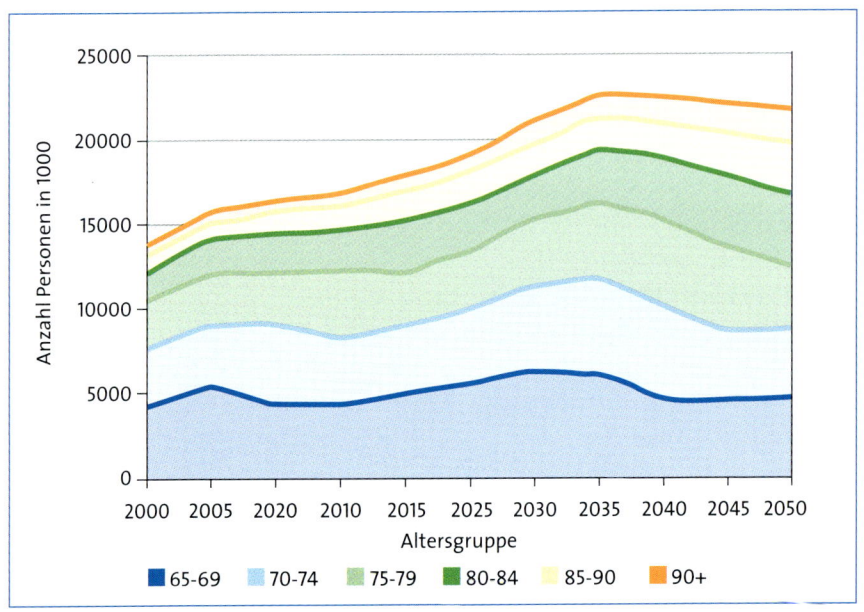

Abbildung 1: Altersprognose bei Männern und Frauen in Deutschland laut 9. Koordinierte Bevölkerungsprognose StBA, 2001.

bereits eine Reihe von Modellberechnungen, in denen die Krankheitsentwicklung der Demenz (gemessen in üblichen Skalen wie MMSE oder CDR) und der Betreuungsaufwand (gemessen entsprechend dem Geldwert der Leistung) ins Verhältnis gesetzt wurden. Der Betreuungsaufwand umfasste dabei die Kosten für Krankenhausbehandlung, Medikation, Pflege, Betreuung etc. Hier ließen sich Korrelationen feststellen. Somit ist es möglich, Einsparungen, die beispielsweise durch eine medikamentöse Therapie, durch soziale Betreuung oder durch Schulung von Angehörigen erzielt werden können, genau zu beziffern (Abbildung 4).

Tatsächlich, so Dr. Hallauer, wurden bereits im Anschluss an klinische Studien randomisierte, prospektive Doppelblindstudien durchgeführt. Hier wurde neben dem medizinischen Out-

Demenzprävalenz

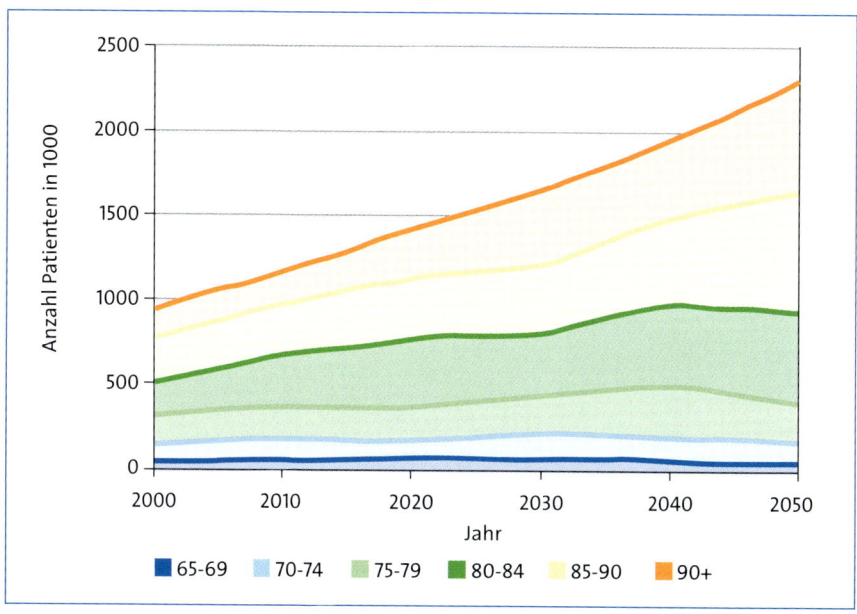

Abbildung 2: Mit zunehmendem Alter steigt die Häufigkeit der Demenzerkrankungen in Deutschland.
nach Hallauer, 2001

come auch der „Ressourcenverbrauch" miterfasst. Der Ressourcenverbrauch umfasste dabei beispielsweise die Punkte:
- Wie oft ist dieser Patient im Krankenhaus gewesen?
- Welche Medikamente hat er bekommen?
- Wie viel Tagespflege hat er in Anspruch genommen?
- Wie oft sind die Angehörigen zum Arzt gegangen?

Die therapierten Patienten zeigten dabei gegenüber der Plazebogruppe deutliche Vorteile. Neuere Studien zu Memantine bei 252 Patienten erbrachten ähnliche Ergebnisse. Die medikamentös behandelten Patienten mussten im Schnitt über 40 Stunden/pro Woche weniger gepflegt werden. Ein deutlicher Gewinn also für die soziale Situation der Patienten und deren Angehörige.

Krankheitskosten bei Demenz

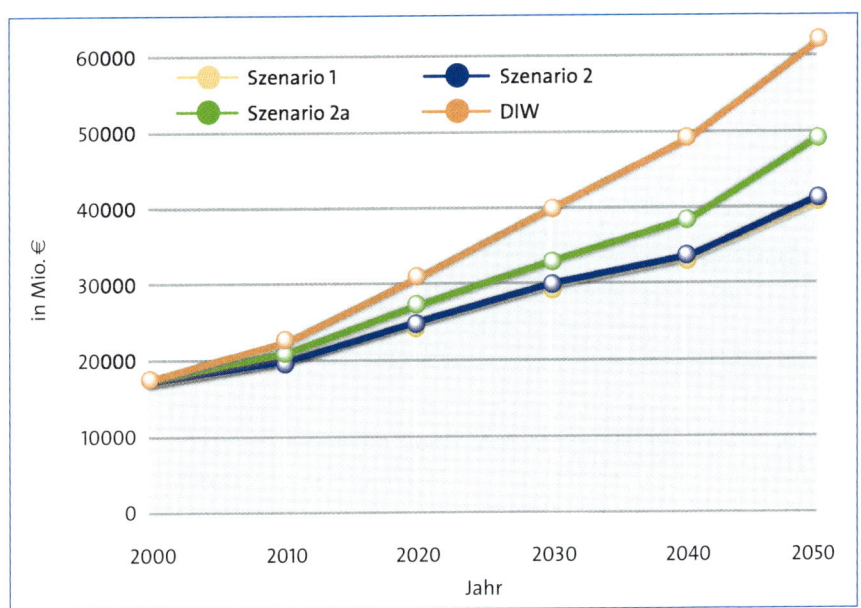

Abbildung 3: Prognose der direkten Kosten für Demenz 2000 bis 2050. Die Szenarien unterscheiden sich durch unterschiedliche Annahmen der Zuwanderung und Lebenserwartung.   *nach Hallauer, 2001*

Betreuungskosten in Abhängigkeit des MMSE-Scores

Initialer MMSE-Score	Einsparpotenzial in $ US/pro Patient/Jahr, wenn der MMSE-Score durch eine Therapie weniger als erwartet absinkt um			
	−1	−2	−5	−10
20	356	765	2424	7537
15	744	1611	5113	13733
12	1164	2494	7407	16125
7	1846	3706	8718	
5	1806	3494	7429	
2	1324	2434		

Abbildung 4: Die gegenwärtig erhältlichen Substanzen hemmen in der Regel die jährliche Abnahme der kognitiven Funktionen um zwei bis fünf Punkte auf der MMSE-Skala.

Weiterhin konnte mit Hilfe der Studie bewiesen werden, dass die medikamentös behandelten Patienten tatsächlich zu einem späteren Zeitpunkt in ein Heim eingewiesen werden. Insgesamt lässt sich also feststellen, so Dr. Hallauer, dass mit wirksamen Antidementiva Kosteneinsparungen möglich sind. Eine medizinisch sinnvolle und ökonomisch attraktive Behandlung von Demenzpatienten erfordert aber auch strukturelle Voraussetzungen, um die Patienten möglichst lange in ihrem sozialen und häuslichen Umfeld qualitativ versorgen zu können. Dazu ist die Integration von hausärztlichen/fachärztlichen Versorgungen mit ambulanten und stationären Pflegeeinrichtungen nötig. Und auch die betreuenden Angehörigen sollten in den Versorgungsablauf integriert werden. Welche Anforderungen entsprechende Kooperationsmodelle erfüllen sollten, welche Schwierigkeiten zu bewältigen sind, aber auch welche Erfolge sich erzielen lassen, verdeutlichen Beispiele aus der Praxis, in denen ambulante und pflegerische Leistungserbringer integrierte Versorgungsmodelle für Demenzkranke aufgebaut haben. Diese Praxisbeispiele werden in den folgenden Beiträgen kurz vorgestellt.

Alzheimer-Demenz
Was leisten Medikamente?

PROFESSOR DR. MED. LUTZ FRÖLICH

Bei Alzheimer-Patienten ist stets ein Therapieversuch mit Antidementiva indiziert. Es geht darum, die gestörten kognitiven Funktionen über möglichst lange Zeit zu stabilisieren. Die Medikation erfolgt im Rahmen eines Gesamtbehandlungsplans, der auch psychologische und soziotherapeutische Aspekte umfasst.

Im Umgang mit dementen Patienten ist kein Platz mehr für therapeutischen Nihilismus, unterstrich Professor Dr. Lutz Frölich von der Klinik für Psychiatrie und Psychotherapie der Universität Frankfurt am Main. Denn es gibt mittlerweile Medikamente, die bei einem beträchtlichen Anteil der Betroffenen die kognitive Leistung für längere Zeit steigern oder stabilisieren. Weitere Therapieeffekte bestehen darin, dass der Verlust der Alltagskompetenz verzögert und der Zeitpunkt einer Heimunterbringung hinausgeschoben wird.

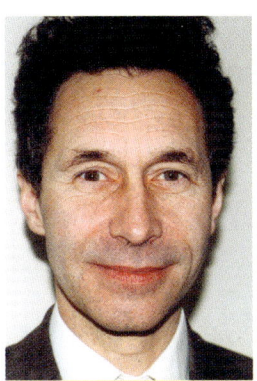

Professor Dr. med. Lutz Frölich, Universitätsklinikum Frankfurt/Main

Stagnation des Krankheitsbildes Alzheimer-Demenz ist ein Erfolg

„Die Ersteinstellung mit Antidementiva soll, falls Nebenwirkungen nicht zum Absetzen zwingen, drei bis sechs Monate betragen", so Prof. Frölich. Danach erfolgt eine Analyse der kognitiven Defizite und des Alltagsverhaltens. Bemerken Arzt, Patient und betreuende Personen eine Verschlechterung, wird die Therapie umgestellt. Sind die Symptome hingegen unverändert oder gebessert, ist die Behandlung fortzuführen. Ein Stillstand des Befunds ist als Erfolg zu werten (Abbildung 5). Aus Gründen der Qualitätssicherung sollte die klinische Beurteilung stets durch psychometrische Tests ergänzt werden. Im Gespräch mit den Angehörigen und Patienten vermittelt der Arzt realistische Behandlungsziele und berät die Patienten und ihre Angehörigen. Schließlich sollen keine falschen Erwartungen geweckt werden, denn es geht nicht um Heilung, sondern um symptomatische Besserung, Alltagskompetenz und Lebensqualität.

Für den Morbus Alzheimer gut belegt sind cholinerge und glutamaterge Behandlungsstrategien. Substanzen, die hier eingesetzt werden, sind die Cholinesterasehemmstoffe Donepezil, Galantamin und Rivastigmin sowie der NMDA-Rezeptorantagonist Memantine. Für Donepezil gibt es plazebokontrollierte Studien über ein Jahr. Demnach ist die Substanz auch in fortgeschrittenen Stadien der Alzheimererkrankung wirksam, möglicherweise zudem bei vaskulärer Demenz.

Auch Memantine wurde in randomisierten plazebokontrollierten Studien bei höhergradiger Demenz geprüft und

Therapieschema

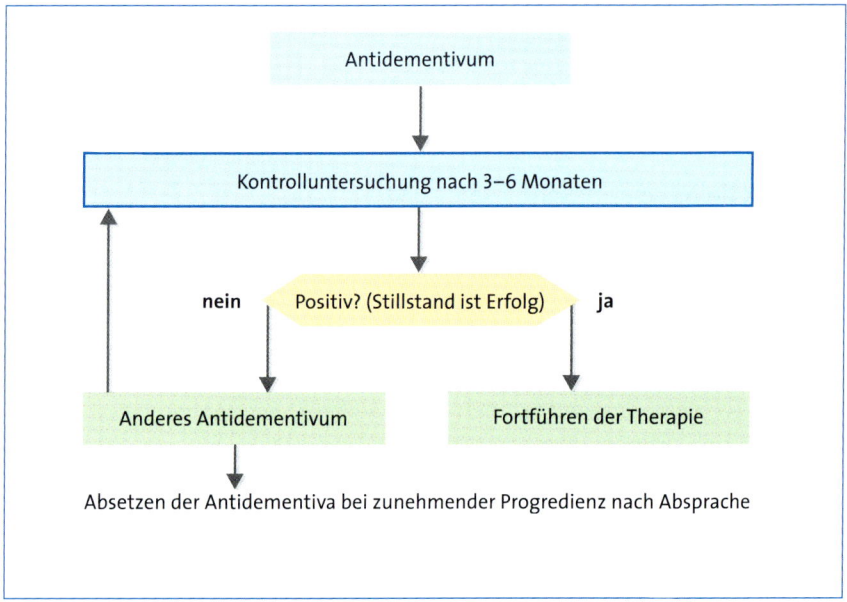

Abbildung 5: Ärztlicher Behandlungsplan bei Medikation mit Antidementiva.

> **Thesen zur Therapie der Alzheimer Krankheit**
>
> - Bei Alzheimer Demenz ist immer eine Behandlung mit Antidementiva (AChE-Inhibitoren oder Memantine) indiziert. Die Wirksamkeit dieser Substanzen ist belegt.
> - Die Behandlung soll immer längerfristig angelegt werden, die Effekte der Behandlung sind zu überprüfen, und die Behandlung ist dementsprechend zu modifizieren.
> - Die Vermittlung realistischer Therapieziele für Patienten und Angehörige ist eine wichtige Aufgabe für den behandelnden Arzt.
> - Wann die antidementive Behandlung beendet werden soll, ist noch eine offene Frage und muss individuell zwischen Arzt, Angehörigen und dem Patienten abgestimmt werden.

zeigte Effekte auf kognitive Funktionen, Antrieb und Motorik. Aktivitäten des täglichen Lebens wie Anziehen und Toilettengang konnten selbstständiger verrichtet werden. Diese verbesserten Alltagsfunktionen reduzieren den Betreuungsbedarf. Eine Studie über 28 Wochen fand heraus, dass Memantine nicht nur den Betreuungsbedarf reduziert, sondern auch eine geringere Rate an Heimeinweisungen zur Folge hat.* „Memantine ist seit letztem Jahr europaweit für die Behandlung von mittelschwerer und schwerer Alzheimer-Krankheit zugelassen", erinnerte Prof. Frölich. Das Antidementivum ist gut verträglich und zeigt eine Nebenwirkungsrate im Plazebobereich.

Zwei Studien mit Memantine lieferten erste Hinweise, dass kognitive Funktionen auch bei vaskulärer Demenz positiv beeinflusst werden. „Das muss man weiter ausbauen. Man braucht Langzeitdaten über die sechs Monate hinaus", meinte der Experte.

---

* Reisberg B et al., *Memantine in moderate-to-severe Alzheimer's disease*, N Engl J Med 2003; 348: 1333-41

Für die leichte bis mittelschwere Demenz stehen seit längerem die Acetylcholinesterasehemmer zur Verfügung. Mit Nebenwirkungen ist in 10 bis 30 % zu rechnen, meist kommt es aber nicht zum Therapieabbruch. Prognostische Determinanten für das individuelle Ansprechen auf die Therapie ließen sich bisher nicht ausfindig machen. Wann die antidementive Behandlung beendet werden soll, ist noch eine offene Frage und muss individuell zwischen Arzt, Angehörigen und dem Patienten abgestimmt werden. Bei zunehmender Progredienz ist das Absetzen der Medikation ratsam.

Demenz – auch eine soziale Aufgabe!

Neue Impulse sind vom Kompetenzwerk Demenzen zu erwarten, an dem 13 universitäre Einrichtungen beteiligt sind und das vom Bundesministerium für Bildung und Forschung

Integratives Behandlungskonzept für Demenzen

Soziotherapie

- Ambulante und (teil-)stationäre Versorgungsstrukturen (z.B. Gedächtnissprechstunde)
- Beratung
  - rechtliche Aspekte
  - Pflegeversicherung
- Umfeldstrukturierung

Psychologische Therapie

- Kognitives Training
- Biographiearbeit
- Selbsterhaltungstherapie
- Musiktherapie
- Angehörigengruppen

Pharmakotherapie

1. Internistische Basistherapie
2. Antidementive Therapie mit einer als wirksam anerkannten Substanz wie
   - AChE-Inhibitoren
   - Glutamatantagonisten
3. Psychopharmakologische Therapie von Begleitstörungen wie
   - neuere Antidepressiva
   - atypische Neuroleptika

Abbildung 6: Um kognitive Funktionen zu erhalten, sind neben einer medikamentösen Therapie psychologisch-psychotherapeutische Maßnahmen sowie eine Soziotherapie erforderlich.

Selbsthilfegruppen

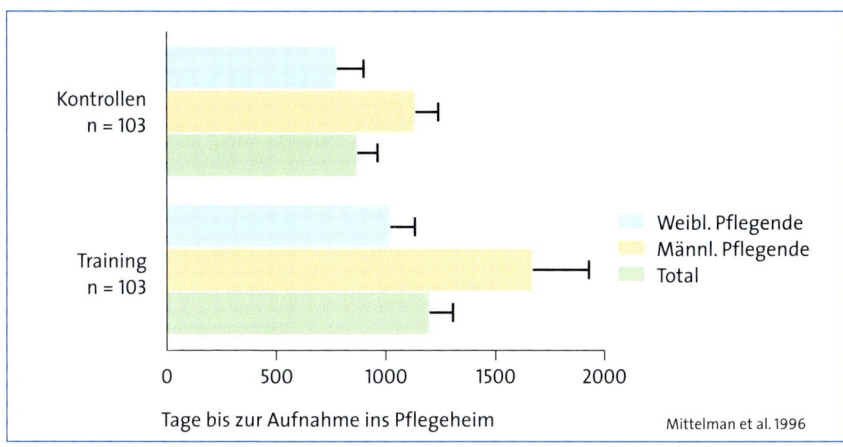

Abbildung 7: Psychologische Therapieeffekte bei Angehörigen Demenzkranker, die über vier Monate durch intensive Beratungsgespräche und wöchentliche Sitzungen bei Selbsthilfegruppen trainiert wurden. nach Mittelman et al., 1996

gefördert wird. Zwei große Multizenterstudien prüfen die Kombination von Memantine und Galantamin bei Alzheimer und MCI (Mild cognitive Impairment = leichte kognitive Einschränkungen). Zwei weitere Projekte befassen sich mit Frühdiagnostik sowie Epidemiologie und Genetik.

Zur Pharmakotherapie bei Demenz gehört neben den genannten Antidementiva die internistische Basistherapie und die Behandlung von Begleitstörungen. Hierzu eignen sich z.B. neuere Antidepressiva und atypische Neuroleptika. „Es gibt ein großes Bündel von Verhaltensauffälligkeiten, psychotischen Störungen, depressiven Veränderungen und Unruhezuständen, die zu behandeln sind", stellte Prof. Frölich klar.

Das integrative Behandlungskonzept bei Demenz beinhaltet auch immer eine psychologisch-psychotherapeutische Begleittherapie und die Sozio- bzw. Milieutherapie (Abbildung 6). Denn Demenz ist zugleich eine Erkrankung und eine soziale Aufgabe! Entsprechend dem Stadium der kognitiven Einschränkung sind ambulante oder (teil-)stationäre Versorgungsstrukturen einzubeziehen und frühdiagnostische Einrichtungen zu nutzen, z.B. Gedächtnissprechstunden.

Die Beratung bezieht sich auch auf rechtliche Aspekte und die Pflegeversicherung. In leichten Stadien der Demenz kann evtl. ein kognitives Training hilfreich sein. Zur psychologischen Therapie zählen ferner Biographiearbeit, Selbsterhaltungs- und Musiktherapie.

Gut bewährt haben sich Angehörigengruppen, die intensive Beratung erhielten und sich in wöchentlichen Selbsthilfegruppen trafen (Abbildung 7). Es ist dokumentiert, dass Patienten länger im familiären Kontext bleiben, wenn sich die Angehörigen in einer Trainingsgruppe befanden, berichtete Prof. Frölich. Die Zeit bis zur Aufnahme ins Pflegeheim lässt sich hinausschieben, wie eine kontrollierte Studie mit je 103 Probanden belegte.

Versorgung Demenzkranker
Wer koordiniert die Hilfen?

Die Betreuung Demenzkranker stellt immer ein übergreifendes Versorgungsproblem dar. Da der Kranke nicht sein eigener „Case-Manager" sein kann, ist durch ein Netzwerk verschiedener Leistungserbringer zu gewährleisten, dass dem Patienten geholfen wird.

Auf Grund des dramatischen demographischen Wandels steigt die Zahl Demenzkranker stetig an. Allein lebende Frauen über 80 Jahre haben ein besonders hohes Risiko für Pflegeheimunterbringung. Zu den Behandlungszielen gehört, dass die Patienten möglichst lange in ihrem häuslichen Umfeld bleiben. „Dazu ist die Integration von hausärztlichen/fachärztlichen Versorgungen mit ambulanten und stationären Pflegeeinrichtungen unabdingbar", erklärte Dr. Johannes Hallauer vom Institut für Gesundheitssystemforschung der Charite in Berlin. Die Zusammenarbeit der verschiedenen Leistungserbringer hat koordiniert zu erfolgen, einer muss der „Motor" sein. Unverzichtbar ist eine interdisziplinäre Fallkonferenz mit Erstellung eines individuellen Hilfeplans für den Demenzkranken.

„Bei Alzheimer Demenz ist stets ein Behandlungsversuch mit Antidementiva indiziert", konstatierte Professor Dr. Lutz Frölich von der Klinik für Psychiatrie und Psychotherapie der Universität Frankfurt am Main. Belegt ist die Wirksamkeit der Cholinesterasehemmer Donepezil, Galantamin und Rivastigmin sowie des NMDA-Rezeptorantagonisten Memantine. Die Therapie ermöglicht es, die gestörten kognitiven Funktionen über längere Zeit zu stabilisieren und den Zeitpunkt einer Heimunterbringung zu verzögern. Für die Ersteinstellung sind drei bis sechs Monate zu veranschlagen. Danach wird geprüft, ob die Therapie fortzuführen oder umzustellen ist.

Zum Gesamtbehandlungsplan gehört neben der Medikation auch die psychologische Betreuung von Patienten und Angehörigen sowie die Soziotherapie. Je nach Stadium der kognitiven Einschränkung sind ambulante, teilstationäre oder stationäre Versorgungsstrukturen mit einzubeziehen.

Radieschen in der Waschmaschine?
Regionales Case-Management ermöglicht Früherkennung

DR. MED. EBERHARD HESSE

Finanziell lohnte sich das Engagement von Allgemeinarzt Dr. Eberhard Hesse nicht. Aber ihm und seinen Kollegen ist es gelungen, regional ein funktionsfähiges Case-Management für Demente und deren Angehörige zu installieren.

Wenn eine Demenz frühzeitig erkannt wird, hat nicht nur der Patient Chancen, seine Krankheit besser in den Griff zu bekommen – auch für die Angehörigen steht mehr Zeit zur Verfügung, sich mit dem Verlauf und den zukünftigen Anforderungen auseinander zu setzen. Die Krankheit frühzeitig zu erkennen, das scheitert derzeit aber aus mehreren Gründen, meint Dr. Hesse. Zum einen haben Hausärzte oft Wissenslücken, was die Früherkennung des Demenzsyndroms angeht. Zum anderen bietet das System Ärzten keinerlei finanzielle Anreize, eine frühzeitige Behandlung in die Wege zu leiten. Im Gegenteil: Die Furcht vor einem möglichen Regress lässt erst gar kein Engagement aufkommen.

Die Erkenntnis, dass hier etwas geschehen muss, hat Dr. Hesse 1999 dazu bewogen, sich mit hausärztlichen Kollegen und Neurologen vor Ort zusammenzusetzen und zunächst einmal gemeinsam zu erarbeiten: Was ist eigentlich Demenz? Wie können wir sie erkennen? Was können wir tun? Case-Management war die Antwort auf das Problem, das dann im Detail von den Kollegen entwickelt wurde. Um den Prozess der Demenz anderen Kollegen zu verdeutlichen, erfolgte beispielsweise eine genaue Einteilung der Krankheit in fünf und nicht wie sonst üblich in drei Stadien. Auch wurde eruiert, wer sich um den Patienten kümmern soll, welche Gruppen aus dem Gesundheitssektor, wie

Ergo- und Physiotherapeuten, Logopäden etc., eingebunden werden müssen:
- Wer ermittelt den individuellen Hilfebedarf?
- Wer unterstützt die Angehörigen?
- Wie ist in den verschiedenen Stadien medikamentös zu therapieren?

Mittlerweile hat sich in Stuhr bei Bremen, dem Wohnort von Dr. Hesse, ein funktionsfähiges Case-Management-System entwickelt. Insgesamt zehn hausärztliche Praxen, die ein Gebiet mit 60 000 Einwohnern betreuen, machen mit. Jede dieser Praxen hat eine Helferin speziell zum Thema Demenz geschult. Diese ist in der Lage, selbstständig Tests durchzuführen. Weiterhin ist sie Ansprechpartnerin für die so genannten „Koordinatoren". In Stuhr sind zwei Koordinatoren, jeweils Halbtagskräfte, eingestellt worden, die beispielsweise Sprechstunden für Patienten und Angehörige in den Beratungsstellen anbieten. Außerdem führen die Koordinatoren Hausbesuche durch und melden dem Arzt Auffälligkeiten oder Indizien, die den Verdacht einer vorliegenden Demenz erhärten. Daneben übernehmen die Koordinatoren die Öffentlichkeitsarbeit. An jedem Basar oder Flohmarkt wird auf das Problem Demenz hingewiesen und Aufklärungsarbeit geleistet.

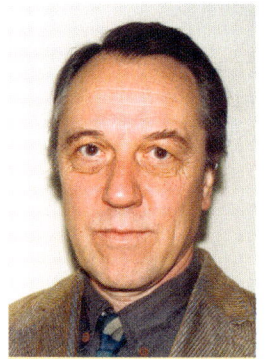

Dr. Eberhard Hesse, Lehrbeauftragter für Allgemeinmedizin, Universität Münster

Um eine frühzeitige Diagnose sicher zu stellen, sind nicht nur Pflegekräfte, sondern auch andere Gesundheitsberufe in das Netz eingebunden. So meldet beispielsweise der Ergotherapeut an den Hausarzt: „Hier war jetzt schon zweimal eine Herdplatte an, ohne dass ein Topf darauf stand." Einmal beispielsweise wurde die Praxis von einem Pfleger informiert, dass er Radieschen in der Waschmaschine entdeckt hätte. „Sie müssen noch gewaschen werden", meinte der Patient.

Bei einer Rückfrage bei den Angehörigen, welche Unterstützung sie am meisten benötigen würden, nannten sie „Zeit" und „emotionale Hilfen". Deshalb wurden mittlerweile 20 Gesellschafter ausgebildet, die Betroffene zu Hause aufsuchen und sich stundenweise um die Patienten kümmern.

An einem runden Tisch, an dem die verschiedenen Gesundheitsberufe beteiligt sind, finden mittlerweile feste Fallkonferenzen statt. Hier werden neue oder schwierige Fälle besprochen und über weitere Vorgehensweisen diskutiert.

Zudem gibt es auch vier – nach Krankheitsstadium eingeteilte – Betroffenengruppen, die an verschiedenen Kursangeboten, wie beispielsweise eine jahreszeitliche Collage herstellen, Biografiearbeiten, Körperwahrnehmung usw., teilnehmen können. „Was hier passiert, ist ungeheuer faszinierend", erklärt Dr. Hesse. So griff ein Kranker in fortgeschrittenem Stadium in der Musiktherapie zur Mundharmonika und zeigte den erstaunten Anwesenden, dass er dem Instrument zauberhafte Melodien entlocken kann.

Auch Selbsthilfegruppen wurden gebildet, in denen von der Betreuung erschöpfte Schwiegertöchter (die meisten Betreuer der an Alzheimer Erkrankten sind deren Töchter oder Schwiegertöchter) sich ihre Sorgen von der Seele reden können, Tipps bekommen oder auch mal Dampf ablassen können.

Innerhalb von 13 Monaten wurde gemessen, inwieweit die zusätzlichen Angebote im sozialen Bereich helfen, den Krankheitsverlauf positiv zu beeinflussen. „Das war möglich", erklärt Dr. Hesse, „da nicht alle am gesamten Programm teilnehmen, andere wiederum schon." Es stellte sich dabei heraus, dass das Gesamtkonzept erfolgreich war. Die Patienten, die die zusätzlichen sozialen Angebote wahrnahmen, zeigten einen deutlich geringeren Verlust von TFDD-Punkten (TFDD = Cognitions-Score) auf als diejenigen, die darauf verzichtet hatten.

Finanziert wird das System (Bezahlung der Koordinatoren) über drei Säulen: Der Landkreis übernimmt derzeit ein Drittel der Kosten, ein Drittel der Ausgaben finanzieren die Angehörigen, die einen Verein gegründet haben. Über diesen Verein werden auch Spenden gesammelt. Jeder Betroffene bzw. sein Betreuer ist verpflichtet, Mitglied im Verein zu werden. Das restliche Drittel fließt derzeit noch aus dem Pflegeleistungsergänzungsgesetz. Obwohl das Projekt noch nicht offiziell anerkannt ist, haben die Krankenkassen bereits für die Gesellschafter Zahlungen geleistet.

Damit sich dieses Modell bundesweit durchsetzt, so der Wunsch von Dr. Hesse, müssten für Ärzte auch finanzielle Anreize geschaffen werden, damit eine frühzeitige Erkennung der Demenz abgesichert ist. Es wäre schließlich für Hausärzte ein leichtes, bei älteren Patienten einen Hirnleistungstest im Sinne einer präventiven Maßnahme durchzuführen. Bis jetzt jedenfalls fällt die Krankheit Demenz bei den Krankenkassen einfach unter den Tisch.

Aufgabenteilung im Case-Management

Hausarztpraxis	Nervenärztliche Praxis	Angehörige/ Bezugsperson	Nichtärztliche Gesundheitsberufe
■ Entstigmatisierung, Enttabuisierung, Aufklärung über den Krankheitsprozess in der Region ■ Früherkennung (Abgrenzung zur Depression) ■ Basisdiagnostik ■ Dokumentation ■ Definition des Versorgungsziels für Patient und Angehörige ■ Steuerung vor allem der medikamentösen Therapie ■ Lebenslange strukturierte, individualisierte Betreuung von Patient und Angehörigen	■ Erweiterte Demenz-/ Depressionsdiagnostik ■ Klassifizierung ■ Beratung bei Komplikationen ■ Stadienabhängige strukturierte, individualisierte Betreuung eigener Patienten ■ Entstigmatisierung, Enttabuisierung, Aufklärung über den Krankheitsprozess in der Region	■ Entstigmatisierung des Krankheitsprozesses ■ Beitrag zur Früherkennung, Definition des Versorgungszieles für den Patienten und Angehörige ■ Organisation der Versorgung gemeinsam mit dem Hausarzt	■ Entstigmatisierung des Krankheitsprozesses in der Region ■ Beitrag zur Früherkennung ■ Differenzierte Therapie der zunehmenden Defizite adaptiver Fähigkeiten ■ Pflege

Geronto-psychiatrische Netzwerke in Berlin
Psychisch kranke Senioren rundum gut betreut

DR. MED. HANS GUTZMANN

„Wie ist denn Ihr Name? Wo wohnen Sie?" Die Verkäuferin schafft es nicht, der verwirrten alten Dame, die seit Stunden vor dem Supermarkt auf der Bank sitzt, eine Antwort zu entlocken. Ein Notarztwagen bringt die Seniorin schließlich in ein Krankenhaus.

„Wie in diesem fiktiven Fall ist es leider sehr häufig so, dass die Klinik, die eigentlich am Ende der Behandlungskette älterer somatisch und psychisch Kranker stehen sollte, erster Anlaufpunkt ist", sagt Privatdozent Dr. Hans Gutzmann. Der erfahrene Psychiater und Nervenarzt, lange Jahre Direktor der Klinik für Psychiatrie und Psychotherapie/Gerontopsychiatrie am Berliner Krankenhaus Hellersdorf, kennt die Probleme nur allzu gut, denen psychisch kranke Senioren und deren betreuende Angehörige gegenüberstehen. Er erzählt von Menschen, die weglaufen und nicht mehr nach Hause finden, von plötzlichen Aggressionen gegenüber nahe stehenden Personen und einem „sozial grob inadäquatem Verhalten" wie das Ausziehen in aller Öffentlichkeit. Einweiser seien bei solchem auffälligen Fehlverhalten vor allem niedergelassene Ärzte, Angehörige und gesetzliche Betreuer.

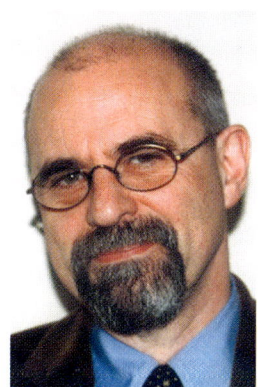

Privatdozent Dr. Hans Gutzmann, Vivantes Klinikum Hellersdorf, Berlin

„Wenn die Patienten bei uns eingeliefert werden, ist das Kind durch eine versäumte adäquate Behandlung oft schon in den Brunnen gefallen und eine Rückkehr ins eigene Wohnumfeld kaum noch möglich. Nicht selten stellen wir auch fest, dass ärztlich fabrizierte Krisensituationen die Klinikeinweisung forciert haben. Zum Beispiel dann, wenn durch unkontrolliert verabreichte Medikamente – manchmal 15 Präparate und mehr – ein Delir erzeugt wurde", so Dr. Gutzmann.

Die Familien seien mit den Veränderungen zumeist völlig überfordert, sagt Dr. Gutzmann. Und von den Hausärzten würden sie nicht entsprechend unterstützt, ihnen fehle die Zeit für intensive Beratungen. „Zudem sind viele Angehörige innerlich felsenfest davon überzeugt, dass der Aufenthalt des lieben Verwandten im Pflegeheim viel schlimmer ist, als das Leben im eigenen Haushalt", so der Nervenarzt. In der Regel aber entspanne der Aufenthalt hier die gesamte Familiensituation – vorausgesetzt, dem Betroffenen werde im neuen Zuhause eine maximale Ausschöpfung an Lebensqualität ermöglicht. Dennoch, so Dr. Gutzmann, sollte der Einzug ins Pflegeheim erst die letzte Option sein. Zuvor sei zu prüfen, ob der alte Mensch im gewohnten Lebensumfeld, sprich in der eigenen Wohnung, verbleiben kann – mit Unterstützung durch Angehörige, Ärzte, Pflegedienst und Sozialarbeiter.

Seit 1995 gibt es in Berlin ein Angebot, das im Rahmen des Bezirkes kommunale, frei-gemeinnützige sowie private Träger der entsprechenden Angebote an einen Tisch bringt. Es nennt sich Geronto-Psychiatrisches Verbundsystem (Abbildung 8). Das erste dieser Art wurde mit dreijähriger Unterstützung des Bundesgesundheitsministeriums als Modellprojekt in Berlin-Köpenick eingerichtet. Dr. Gutzmann gehörte zu den Initiatoren. Inzwischen verfügen weit mehr Bezirke über solche qualifizierten Versorgungsstrukturen für psychisch und somatisch kranke ältere Menschen. Zum Beispiel der Ostberliner Bezirk Marzahn-Hellersdorf. Hier gibt es das Netzwerk seit 1997. Konkretes Ziel des Geronto-Psychiatrischen Verbundsystems ist die optimale Diagnostik, Therapie, Rehabilitation, Betreuung und Pflege im Umfeld des bisherigen Lebensmittelpunktes.

Aufnahme in die Gerontopsychiatrie

- Bei **44,8%** der Betreuten lagen psychische Störungen vor.

- **16,4%** hatten dieses Leiden schon vor dem 65. Lebensjahr.

- Bei **41,6%** waren psychische Störungen Grund der Betreuungsaufnahme.

- Körperlich **und** psychische Leiden lagen bei **22,3%** vor.

- Mehr als **1/3** der Betreuten waren sozial stark isoliert.

Heime, Sozialstationen des Verbunds Marzahn/Hellersdorf (n = 672)
Förster et al. 1996

Gerontopsychiatrisch-Geriatrischer Verbund

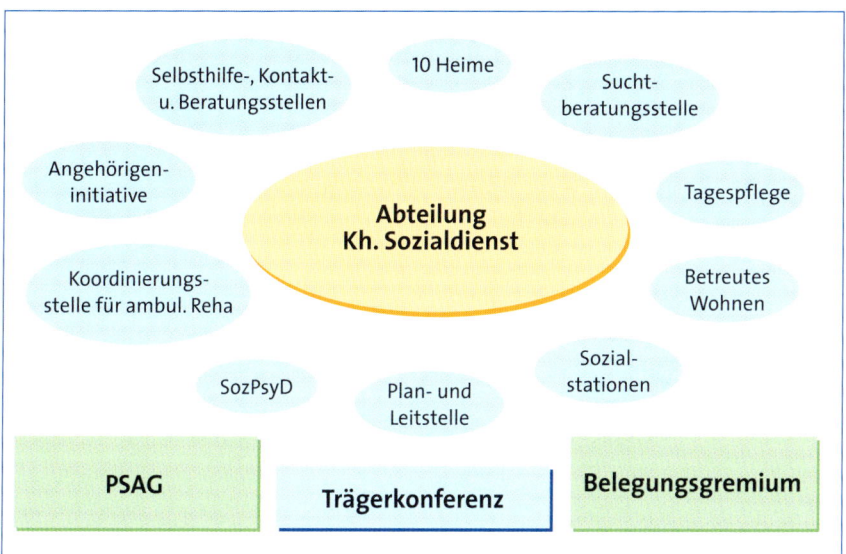

Abbildung 8: Das erste vernetzte System wurde als Modellprojekt mit dreijähriger Unterstützung des Bundesgesundheitsministerium installiert.

Basis des Zusammenwirkens, welches sowohl auf die Hilfe für den Einzelnen als auch auf die Aufdeckung von Versorgungsdefiziten und die Weiterentwicklung entsprechender Strukturen in der Region gerichtet ist, bildet ein Kooperationsvertrag. Dieser regelt u.a., dass „viermal jährlich für zwei Stunden" eine „Trägerkonferenz" stattfindet, bei der jeweils zwei Vertreter der beteiligten Einrichtungen über Probleme diskutieren, dementsprechend Aufgaben für Arbeitsgruppen definieren und Themen für Qualitätszirkel festlegen. Besprochen werden auch Fragen zur Schnittstelle zwischen Krankenhaus und ambulantem Bereich sowie zur Arbeit mit Familien und Angehörigen. Besprochen wird auch das im Rahmen der Fortbildung angebotene zwei- bis dreimal jährlich stattfindende „Gerontoplenum" zu verschiedenen Krankheitsbildern. Ein Koordinierungsgremium, bestehend aus drei Vertretern unterschiedlicher Bereiche, hat zwischen diesen Sitzungen die Fäden in der Hand. Es organisiert u.a. die Konferenzen, prüft die Aufnahme neuer Träger und koordiniert die Arbeitsgruppen. Geld gibt es für die Mitarbeit im Verbund nicht. Deshalb ist ein Prinzip des Netzwerks, dass jeder Vertragspartner „die möglichen Nachteile der Aufgabe autonomer Entscheidungen gegen die möglichen Vorteile der Arbeit im verpflichtenden Rahmen eines Verbundes abwägen" muss.

Wie sieht das nun in der Praxis aus? Dr. Gutzmann erklärt, dass in den Fällen, wo Patienten in das Krankenhaus eingeliefert werden, sofort ein so genanntes Familien-orientiertes Case-Management greifen sollte, wobei es sich sowohl um eine akute Krisenintervention als auch um eine letztendlich langfristige Beratung handeln kann. Das heißt, wird jemand in die Klinik gebracht, so folgt als erstes eine ärztliche Versorgung. Parallel dazu, und nicht erst, wenn der gesundheitliche Zustand der Person stabilisiert ist, wird seitens der Klinikmitarbeiter – in Kombination Arzt/Sozialarbeiter oder Arzt/Familientherapeut – der Kontakt zu den Angehörigen gesucht. Zumeist haben diese angesichts oft monatelang schwelender Probleme bereits ein ausgeprägtes Bedürfnis nach einem ausführlichen Gespräch.

Mitglieder des Geronto-Psychiatrischen Verbundsystem

- Bezirksamt
- sozialpsychiatrischer Dienst
- Koordinierungsstelle ambulante Rehabilitation
- Selbsthilfe-, Kontakt- und Beratungsstellen
- Betreutes Alterswohnen
- Suchtberatungsstelle
- sechs Sozialstationen
- zehn Pflegeheime
- eine geronto-psychiatrische Tagespflegeeinrichtung sowie das Krankenhaus Hellersdorf

Therapieteam Demenz

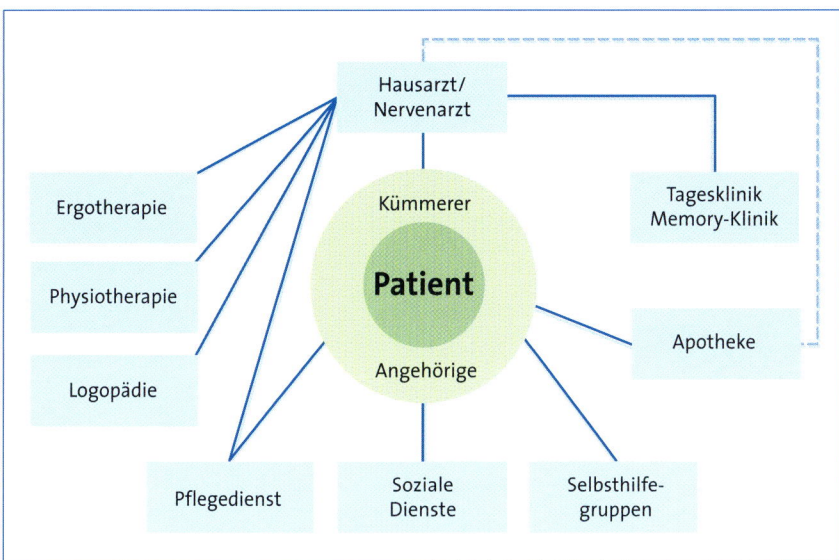

Abbildung 9: Die Kooperationspartner erarbeiten individuell auf den Patienten zugeschnittene Angebote.

„Wie und wo kann der Patient zukünftig und optimal betreut leben? Das wird dann noch während des Klinikaufenthaltes in einer so genannten Helferkonferenz besprochen, zu der Ärzte und Sozialarbeiter der geronto-psychiatrischen Abteilung sowie Pflegedienste und weitere Anbieter wie Ergo- oder Physiotherapeuten zusammenkommen (Abbildung 9). Die jeweiligen Kooperationspartner werden telefonisch zur Beratung eingeladen", erklärt Dr. Gutzmann.

Im Anschluss an die Helferkonferenz werden dem Patienten und seinen Angehörigen entsprechende individuell zugeschnittene Angebote präsentiert. Es wird bereits ganz konkret über Probetage in Tagesstätten, über Besichtigungsmöglichkeiten betreuter Wohnformen und Seniorenheime oder über ambulante Familienberatungsstellen informiert. Schließlich soll geklärt sein, welche Aufgaben Patient, Angehörige und betreuende Dienste zukünftig übernehmen, wer

Vernetztes Team

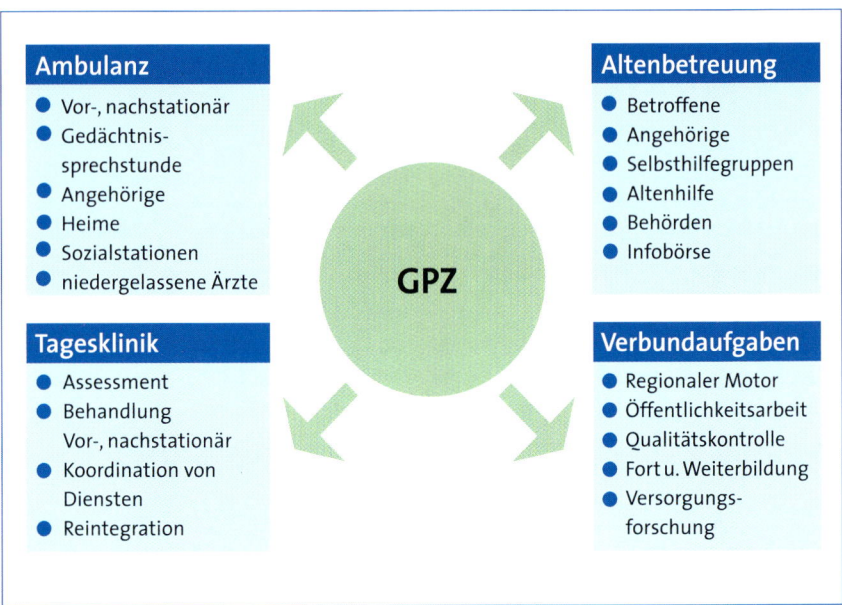

Abbildung 10: Aufgaben eines Geronto-Psychiatrischen Zentrums (GPZ) im Versorgungsverbund.

die Betreuung federführend koordiniert und wer in Notsituationen Ansprechpartner ist (Abbildung 10).

Ein Defizit sieht Dr. Gutzmann derzeit noch in der Zusammenarbeit des Netzwerkes mit niedergelassenen Ärzten, obwohl laut WHO 70 bis 90 % aller alten Patienten auch bei seelischen Problemen ausschließlich den Hausarzt aufsuchen.

Zwar nutzten Kassenärzte häufig die Möglichkeit der Überweisung von Patienten in die ambulante Gedächtnissprechstunde des Krankenhauses Hellersdorf. Bei Helferkonferenzen aber seien sie nur im Einzelfall vertreten. „Wir hoffen jedoch, dass wir über die Fortbildungsangebote des Netzwerkes mit den niedergelassenen Kollegen mehr ins Gespräch kommen und letztlich eine bessere und kontinuierliche Zusammenarbeit zum Nutzen der alten Menschen erreichen", so Dr. Gutzmann.

Antidementiva sollten Praxisbesonderheit sein
Ärzten eine angstfreie Verordnung ermöglichen

DR. MED. CLAUDIA KRAMER

Je mehr Demente ein niedergelassener Arzt behandelt, desto mehr muss er fürchten, für seine Medikamentenverordnung in Regress genommen zu werden. Deshalb fordert Dr. Claudia Kramer von den Krankenkassen: „Antidementiva müssen eine Praxisbesonderheit sein." Die berufspolitisch engagierte Fachärztin für Nervenheilkunde hat sich dafür stark gemacht, dass in Westfalen-Lippe Symbolkennziffern für die Verordnung von Antidementiva eingeführt werden.

An erster Stelle steht der Patient, aber an zweiter Stelle steht der Arzt, denn: „Nur ein zufriedener Arzt kann gut für seinen Patienten arbeiten", lautet das Motto von Dr. Kramer. Und um die Zufriedenheit ist es nicht gut bestellt, weiß die Landesvorsitzende des Berufsverbandes Westfälischer Nervenärzte aus eigener Praxis. Die Richtgrößen, die die ambulante Medikamentenverordnung beschränken, drücken den Kollegen täglich aufs Gemüt. Um nur einen dementen Patienten zu versorgen, sind drei bis vier „Verdünnerscheine" nötig, damit der Arzt nicht in einen Regress hereinrutscht. Das heißt, er benötigt mindestens drei Patienten im Quartal, bei denen der Rezeptblock in der Schublade bleibt. Das verdeutlicht Dr. Kramer mit Zahlen aus ihrem KV-Bezirk (Abbildung 11).

Mit Kollegen hat Dr. Kramer einmal berechnet, wie viel die Behandlung eines Dementen mit neuen Antidementiva kostet: Die Spanne schwankt dabei je nach Präparat und Dosierung zwischen 206 und 500 Euro pro Quartal. Diese Zahlen erklären deutlich die Misere des Arztes: Auf der einen Seite möchte er seine Patienten gut versorgen und die Möglichkeiten einer innovativen Therapie ausschöpfen, auf der anderen Seite geht es um die wirtschaftliche Existenz seiner Praxis und damit auch seiner Familie. Bis die Regressforderung dem Arzt vorliegt, vergehen ein bis zwei Jahre. So summiert sich das Ganze schnell auf eine Summe von 50 000 bis 100 000 Euro – und der Arzt ist pleite.

Dass die Richtgrößen nicht ausreichen, liegt unter anderem auch an der Anlage II zu den Richtgrößen, erklärt Dr. Kramer. In dieser Anlage II werden in Westfalen-Lippe die Namen der Medikamente (z.B. für Morbus Parkinson) aufgeführt. Eine aktuelle Anpassung dieser Anlage II findet aber nicht jährlich statt, zuletzt wurde sie etwa 1997 aktualisiert. Die Folge: Neue, innovative Substanzen sind hier gar nicht berücksichtigt, so dass sie auch nicht aus dem Budget herausgerechnet werden (siehe auch S. 39).

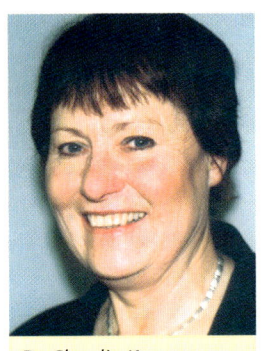

Dr. Claudia Kramer, Landesvorsitzende des Berufsverbandes der Neurologen, Bielefeld

Um das Problem zumindest ansatzweise anzugehen, hat sich Dr. Kramer bzw. ihr Berufsverband für die Einführung von Symbolkennziffern stark gemacht. Verschreibt ein Arzt in Westfalen-Lippe beispielsweise ein Medikament zur Behandlung einer Demenz, kennzeichnet er dies auf der Abrechnung mit der speziellen Ziffer 9822. Unter diese Ziffer fallen sowohl Acetylcholinesterasehemmer und auch seit kurzem der NMDA-Antagonist Memantine. Mit der Einführung von Symbolkennziffern ist so eine Basis geschaffen, um individuell die Praxisbesonderheiten herauszufiltern. Anhand der Kennziffern sind auch statistische Erhebungen geplant, denen entsprechende Auswertungen folgen sollen. Zurzeit ist die Datenlage aber noch nicht ausreichend. Zumindest wird es aber so sein, dass für 2003 Daten zur Verfügung stehen, die in den Verhandlungen mit den Krankenkassen genutzt werden können.

In einem weiteren Projekt „DEMPRAX", eine Initiative des Berufsverbands der Nervenärzte Westfalen-Lippe und Pharmaunternehmen, wurden Dokumentations- und Fragebögen entwickelt, um demente Patienten zu identifizieren und

Arzneimittel-Richtgrößen in Westfalen-Lippe

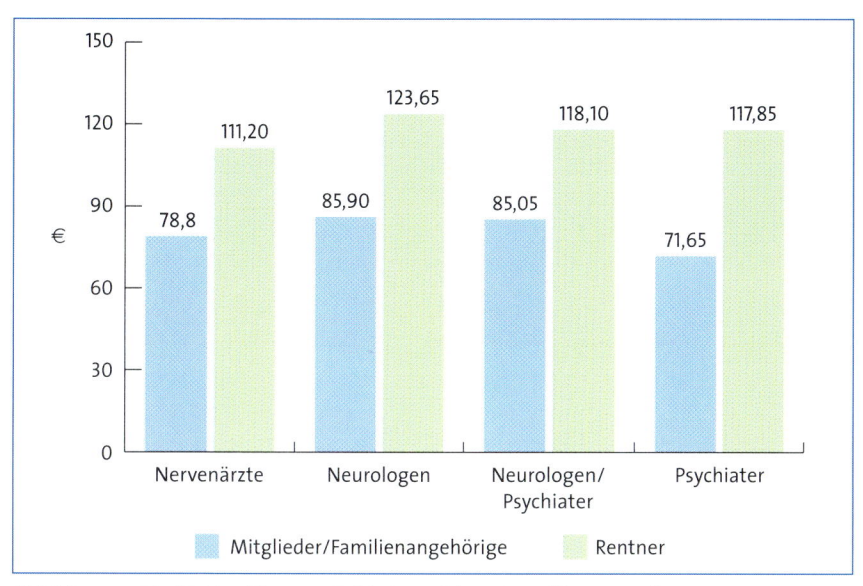

[Balkendiagramm mit folgenden Werten:

Nervenärzte: 78,8 (Mitglieder/Familienangehörige); 111,20 (Rentner)
Neurologen: 85,90; 123,65
Neurologen/Psychiater: 85,05; 118,10
Psychiater: 71,65; 117,85]

Abbildung 11: Die Richtgrößen pro Fall in Westfalen-Lippe für Nervenärzte, Neurologen, Neurologen/Psychologen, Psychiater.

die Verlaufskontrolle zu dokumentieren. Zusätzlich wurden und werden Arzt und Helferinnen hier geschult, mit dem Ziel, dass alle Nervenärzte und deren Teams diese Fortbildung durchlaufen haben. „An dieses Projekt sind wir ohne jegliche Honorarforderung gegangen. Unser Anliegen war und ist, für die Niedergelassenen ein handfestes Instrument für eine gute inhaltliche Arbeit zu schaffen", so Dr. Kramer. Dieses Engagement in Fortbildung und Schulung, wünscht Dr. Kramer, sollte nun aber auch von den Krankenkassen anerkannt werden. „Wir müssen verordnen dürfen, ohne dass wir unsere eigene Existenz gefährden", fordert Dr. Kramer. Deshalb sollten Ärzte, die in die Fortbildung investiert haben sowie die Dokumentations- und Verlaufskontrollbögen verwenden, eine von den Krankenkassen anerkannte Zertifizierung erhalten. In diesen zertifizierten Praxen, so Dr. Kramers Vorstellung, müssten dann die speziellen Medikamentenverordnungen für Demente als Praxisbesonderheit anerkannt werden. Es kann nicht sein, dass Ärzte Angst vor Kranken haben müssen, weil eine innovative medikamentöse Behandlung die wirtschaftliche Existenz gefährdet.

Ausnahmen von Richtgrößenprüfungen

Bundeseinheitliche Regelung fehlt

DETMAR AHLGRIMM

Richtgrößenprüfungen finden in den verschiedenen Kassenärztlichen Vereinigungen (KV) nicht einheitlich statt. Insbesondere gibt es kein bundesweit gültiges Verzeichnis von Praxisbesonderheiten bzw. bei der Prüfung herauszurechnende teurer, aber unabweisbarer Verordnungen oder Indikationen. Nur ein Teil der KVen (siehe Seite 35) hat solche zwingend indizierten Arzneimittel in Vereinbarungen mit den Kassen von den Richtgrößen freigestellt. In den anderen Regionen muss der einzelne Praxisinhaber, der seinen diesbezüglichen Versorgungsauftrag ernst nimmt, im Rahmen der Prüfverfahren mit zum Teil aufwendigen Einzelnachweisen die Notwendigkeit solcher Verordnungen darlegen.

Mögliche Richtgrößenprüfungen sollten den Arzt nicht verunsichern und auf keinen Fall von einem medizinisch sinnvollen und patientenorientierten Verschreibungsverhalten abbringen, meint der Münchener Allgemeinarzt und Rechtsanwalt Dr. Dr. Alexander P. F. Ehlers. Zudem hat er etliche Möglichkeiten, sich gegen einen Richtgrößenregress zu wehren. Dazu gehört das Geltendmachen von Praxisbesonderheiten. Diese müssen zwingend zu seiner Entlastung berücksichtigt werden. Preisfrage ist allerdings: Was sind Praxisbesonderheiten genau? Daran scheiden sich in der Tat die Geister.

Es gilt, schwere und kostenintensive Fälle mit gut dokumentierter Diagnostik und klar begründeter Therapie in das Verfahren einzubringen, so Dr. Ehlers. Aber es gibt hier keine abschließende und verbindliche Aufstellung von Erkrankungen und Verordnungen, die die Prüfer zu akzeptieren haben.

Es existiert zwar eine von KBV und Kassen erarbeitete Liste von Indikationen bzw. Verordnungen, die als Praxisbesonderheiten gelten sollen. Doch die diesbezügliche Vereinbarung auf Bundesebene ist nie unterschrieben worden, wie Dr.

Arzneimittel-Richtgrößen in Hessen

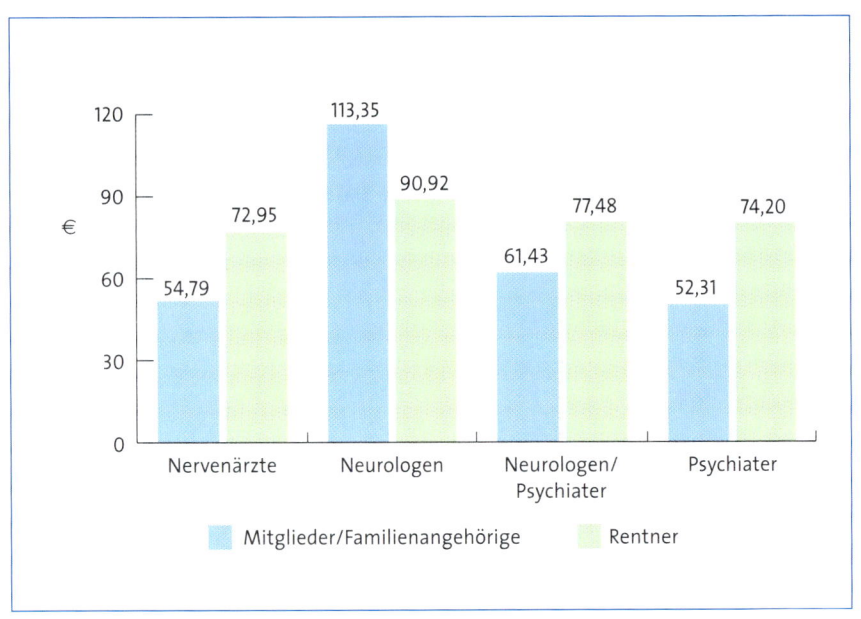

	Nervenärzte	Neurologen	Neurologen/Psychiater	Psychiater
Mitglieder/Familienangehörige (€)	54,79	113,35	61,43	52,31
Rentner (€)	72,95	90,92	77,48	74,20

Abbildung 12: Die Richtgrößen pro Fall unterscheiden sich in allen 23 KVen deutlich. Zum Vergleich die Werte aus Westfalen S. 37, aus Nordrhein nächste Seite.

Ehlers bestätigt. Einige KVen haben sie aber in ihre regionalen Prüfvereinbarungen übernommen, wobei entsprechende Fälle zum Teil vom Arzt mit bestimmten Kennziffern zu versehen sind. In letztere Vereinbarungen sollten Praxisinhaber mithin zunächst gründlich schauen. Wenn dort Praxisbesonderheiten definiert sind, ist dies eine wichtige Hilfe, andererseits ist ein solches Verzeichnis nicht abschließend. Der Arzt kann weitere Besonderheiten oder zwingend erforderliche Verordnungen in ein Prüfverfahren einführen. Gleichfalls kann er die erwähnte Liste von KBV und Kassen für seine Argumentation auch dann verwenden, wenn sie nicht in der Prüfvereinbarung seiner Region ausdrücklich erwähnt ist. Die KVen gehen auch unterschiedlich vor. Manche rechnen schwere Fälle gleich ganz raus, andere nur, wenn sie sich gehäuft in einer Praxis finden.

Ärzte beklagen vielfach, dass es ihnen mangels Vergleichsdaten gar nicht möglich ist, im Vergleich zur Fachgruppe vorliegende quantitative Besonderheiten zu erkennen und darzutun. Auch ohne solches in der Tat für den einzelnen Praxisinhaber schwer zu beschaffende Material kann und sollte er im Prüfverfahren fundiert argumentieren, so Dr. Ehlers. Denn ihn trifft eine Darlegungspflicht für seine Behandlungsweise, jedoch keine Beweispflicht für statistische Rahmendaten. Ziel seiner Stellungnahme muss sein, den die Richtgrößenprüfung durchführenden Prüfungsausschuss davon zu überzeugen, dass von ihm getätigte teure Verordnungen erforderlich waren. Ihm obliegt es somit, darzulegen, dass und warum die vorgeworfene Überschreitung der Richtgrößen unvermeidbar war. Hierzu sollte der Praxisinhaber ausführen, warum bei bestimmten Patienten (-gruppen)

Arzneimittel-Richtgrößen in Nordrhein

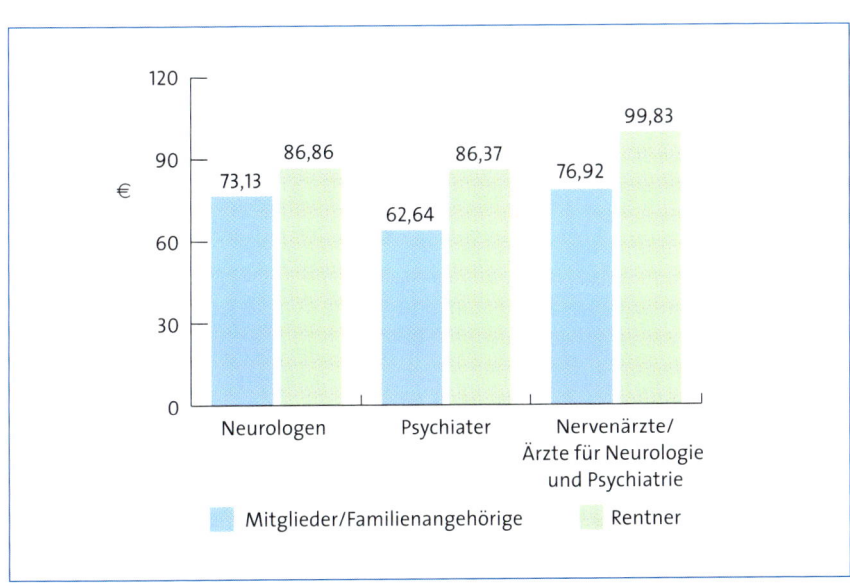

Abbildung 13: In Nordrhein gibt es ergänzend zu den jeweiligen Richtgrößen für jede Arztgruppe noch am Leistungsspektrum orientierte Differenzierungen.

die Verordnung auch teurer Arzneimittel im Einzelnen erforderlich war.

Zum Erhalt von Verordnungsfreiräumen z.b. bei der Alzheimer-Demenz dient mithin auch eine gute Dokumentation, betont Dr. Wolfgang Grebe, Mitautor des Gebührenhandbuches aus dem Verlag der Medical Tribune. Zahlreiche Alzheimer-Patienten gelten als Praxisbesonderheit, in manchen KV-Bereichen werden die Verordnungen sogar vor der Prüfung herausgerechnet, sagt der niedergelassene Internist. Wichtig kann bei der Prüfung sein, dass der Arzt die Diagnose Alzheimer nachweisbar gestellt und dokumentiert hat und Therapieerfolge belegen kann. Also regelmäßig einbestellen, untersuchen und den Verlauf gut dokumentieren. Das härtet den Schild des Arztes gegen eine Verordnungsprüfung.

Die Bedeutung einer guten Dokumentation der Verordnungsnotwendigkeit betont auch der auf Arzt- und Pharmarecht spezialisierte Rechtsanwalt Herbert Wartensleben aus Stolberg. Schließlich darf eine wirksame und notwendige Therapie nicht unterbleiben, nur weil die Richtgröße zwackt. Dies verbietet nicht nur die ärztliche Ethik, sondern auch der sozial- und zivilrechtliche Behandlungsanspruch des einzelnen Patienten. Prüfgremien werden die substanziell vorgetragene Verordnungsnotwendigkeit nicht mit Hinweisen auf seitens des Arztes fehlendes statistisches Vergleichsmaterial abtun können, wenn ihre Entscheidungen gerichtsfest sein sollen. Die Ausschüsse trifft nämlich eine diesbezügliche "Amtsermittlungspflicht". Die in Prüfbescheiden vielfach zu findende lapidare Feststellung „Praxisbesonderheiten waren nicht erkennbar" werde sich in der Regel vor dem Sozialgericht dann nicht halten lassen, wenn der Arzt im Prüfverfahren teure Verordnungen substanziell begründet, der Prüfausschuss dies aber nicht gewürdigt hat.

Quelle: Dieser Beitrag ist eine überarbeitete und neu zusammengestellte Fassung von Artikeln aus der medizinischen Wochenzeitung Medical Tribune.

"Netzwerk im Alter" sorgt sich um Pankower Senioren
Fallmanagement für den Einzelnen

GEORGIOS GIANNAKOPOULOS

Im Berliner Bezirk Pankow leben derzeit 329 000 Menschen, davon sind 45 300 älter als 65 Jahre. Das hier 2001 gegründete „Netzwerk im Alter" hat sich zum Ziel gesetzt, „die Situation von älteren Menschen und denjenigen, die mit ihnen leben, die sie betreuen und versorgen, zu verbessern".

Im Unterschied zu den bereits bestehenden Berliner Verbünden im Bereich Geriatrie und Gerontopsychiatrie ist das „Netzwerk im Alter" nicht nur auf psychisch und somatisch kranke Senioren, sondern auch auf aktive Ältere gerichtet. 46 Netzwerkpartner gibt es derzeit. Es sind Träger aus der medizinischen, therapeutischen, geriatrischen und geronto-psychiatrischen Versorgung sowie kommunale Stellen, Initiativen, Verbände, Angehörige, Vereine und bürgerschaftlich Engagierte.

Ziel ist, „die Lebenssituation der Älteren sowie deren Angehöriger, aber auch die Arbeitszufriedenheit von professionell und ehrenamtlich Tätigen zu verbessern". Zu diesem Zweck wollen sich die Netzwerkpartner untereinander über ihr Leistungsspektrum informieren, Konkurrenzsituationen abbauen, das Qualifikationsniveau erhöhen und letztendlich die Angebotsstruktur besser auf die Bedürfnisse alter Menschen und ihrer Angehörigen abstimmen.

Wie Georgios Giannakopoulos, Leiter des am Netzwerk beteiligten „Senioren Centrums Abendstern", das berlinweit über 600 Pflegebetten verfügt, erklärt, ist die Kooperationsbereitschaft speziell im Pflegebereich eine Folge der Regelungen des 1995 in Kraft getretenen Pflegeversicherungsgesetzes. Dieses nämlich finanziert jetzt neben Grundpflege und hauswirtschaftlicher Verrichtung auch ergänzende Angebote wie Tages- und Kurzzeitpflege. „Solche spezialisier-

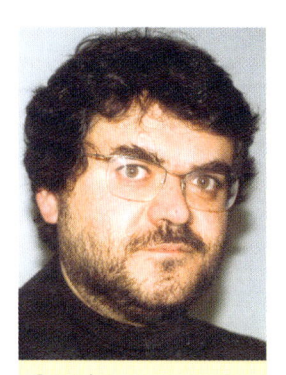

Georgios Giannakopoulos, Seniorenzentrum Abendstern, Berlin

ten Leistungen aber halten nicht alle Einrichtungen vor. Wir zum Beispiel in Pankow auch nicht. Wenn wir dem alten Menschen dennoch eine seinen Bedürfnissen entsprechende, ganzheitliche und wohnortnahe Betreuung anbieten wollen, ist die Kooperation mit anderen Einrichtungen unumgänglich", so Giannakopoulos.

Neben dem Informationsaustausch über die Angebote der einzelnen Einrichtungen („Transparenz über die bestehenden Versorgungsangebote in der Netzwerkregion") und der gemeinsamen Fortbildung wird von den Verbundteilnehmern ein so genanntes „Fallmanagement- und Überleitungssystem" umgesetzt (siehe Schema Seite 46 und 47).

Beim Fallmanagement wird von Vertretern verschiedener Träger ein individuell zugeschnittener Betreuungsvorschlag für den jeweiligen Bürger entwickelt. „Wird Frau Meier zum Beispiel aus dem Krankenhaus entlassen, überlegt der dortige Sozialarbeiter, welche Einrichtungen aus dem Netzwerk wohnortnah die Betreuung von Frau Meier übernehmen könnten. Dabei kann er sich an Kriterien orientieren, die von einer Arbeitsgruppe im Netzwerk erarbeitet wurden", erklärt Verbund-Managerin Gabriela Seibt. Solche Kriterien sind u.a. eingeschränkte Fähigkeiten beim Hören oder Sehen, Bewegungseinschränkungen, erhöhter Pflegebedarf und Demenzen. Aber auch die soziale Situation wird berücksichtigt, zum Beispiel, ob der alte Mensch noch einen Lebenspartner im Haushalt hat, der ihn betreuen kann.

„In einer Fallkonferenz besprechen alle Beteiligten schließlich die Details", so Gabriela Seibt. Als Vorteil habe sich hier auch die Zusammenarbeit mit der Koordinierungsstelle „Rund ums Alter" gezeigt, die bei Bedarf Hilfe bei der Wohnraumanpassung, zum Beispiel bei der Beseitigung von Türschwellen oder dem Anbringen von Haltegriffen im Badbereich gewährt.

Hat sich der zu Betreuende oder gegebenenfalls seine Angehörigen für ein entsprechendes Angebot entschieden, besteht – sofern der Patient seine Zustimmung gibt – die Möglichkeit, individuelle Informationen in einem „Überleitungsbogen" zu vermerken. „Dieser wird dann den Senioren in die nächstfolgende Einrichtung mitgegeben – vorwiegend von der Klinik zur Hauskrankenpflege oder von hieraus ins Pflegeheim. Es geht vor allem darum, dass an den Schnittstellen der Versorgung keine wichtigen Informationen verloren gehen", erklärt die Netzwerk-Managerin.

So sind in dieses dreiseitige Formular zuerst persönliche Daten und Angaben zur Erreichbarkeit der nächsten Angehörigen sowie des weiterbehandelnden ambulanten Arztes einzutragen, inklusive Angaben zu Krankheiten und verordneten Medikamenten. Weiterhin sind Aussagen zur persönlichen Situation des zu betreuenden Menschen möglich. Zum Beispiel, ob dieser medizinische Hilfsmittel nutzt, ein Dekubitusrisiko hat, ob er sich selbstständig oder nur mit Hilfe waschen und anziehen kann und ob er in der Lage ist, alleine zu essen. Möglich sind auch Angaben über Schlafstörungen und eine bestehende Stuhl- oder Harninkontinenz. Ebenso können Aussagen zu psychischen Auffälligkeiten gemacht werden, u.a. ob aggressive Tendenzen, Angstzustände oder Risiken für Eigengefährdung bestehen oder ob der Patient eine Neigung zum Weglaufen hat.

Gefördert wird das Pankower „Netzwerk im Alter" als Modellprojekt vom Bundesministerium für Familie, Senioren, Frauen und Jugend im Rahmen des Modellförderungsprogramm „Altenhilfestrukturen der Zukunft" noch bis April 2003. Einige Netzwerkpartner haben aber bereits ihre Bereitschaft zur Finanzierung eines darauf basierenden Qualitätsverbundes erklärt. „Wir verständigen uns derzeit untereinander sowie mit der Kommune über die zukünftige Vernetzungsarbeit, die Basis für die Weiterführung der als Modellprojekt geschaffenen Strukturen ist jedoch gelegt", freut sich Gabriela Seibt.

Expertenstandard: Entlassungsmanagement in der Pflege

Deutsches Netzwerk für Qualitätsentwicklung in der Pflege

Standardaussage: Jeder Patient mit einem poststationären Pflege- und Unterstützungsbedarf erhält ein individuelles Entlassungsmanagement zur Sicherung einer kontinuierlichen bedarfsgerechten Versorgung.

Begründung: Versorgungsbrüche bei der Entlassung bergen gesundheitliche Risiken und führen zu unnötiger Belastung von Patienten und ihren Angehörigen sowie zu hohen Folgekosten. Mit einem frühzeitigen und systematischen Assessment sowie Beratungs-, Schulungs- und Koordinationsleistungen und abschließender Evaluation trägt die Pflegefachkraft dazu bei, Versorgungskontinuität herzustellen.

Ergebnis

- E1 Eine aktuelle, systematische Einschätzung des erwartbaren poststationären Unterstützungs- und Versorgungsbedarfs liegt vor.
- E2 Eine individuelle Entlassungsplanung liegt vor, aus der die Handlungserfordernisse zur Sicherstellung einer bedarfsgerechten poststationären Versorgung hervorgehen.
- E3 Patient und Angehörigen sind bedarfsgerechte Beratung und Schulung angeboten worden, um veränderte Versorgungs- und Pflegeerfordernisse bewältigen zu können.
- E4 Mit dem Patienten und seinen Angehörigen sowie den weiterversorgenden Berufsgruppen und Einrichtungen sind der Entlassungstermin sowie der Unterstützungs- und Versorgungsbedarf abgestimmt.
- E5 Die Entlassung des Patienten ist bedarfsgerecht vorbereitet.
- E6 Der Patient und seine Angehörigen haben die geplanten Versorgungsleistungen und bedarfsgerechte Unterstützung zur Bewältigung der Entlassungssituation erhalten.

Struktur

Die Einrichtung

- S1a verfügt über eine schriftliche Verfahrensregelung für ein interdisziplinäres Entlassungsmanagement. Sie stellt sicher, dass die für ihre Patientengruppen erforderlichen Einschätzungskriterien, Assessment- und Evaluationsinstrumente vorliegen.

Die Pflegefachkraft

- S1b beherrscht die Auswahl und Anwendung von Instrumenten zur Einschätzung des erwartbaren Versorgungs- und Unterstützungsbedarfs nach der Entlassung.

II

- S2 verfügt über Planungs- und Steuerungswissen in Bezug auf das Entlassungsmanagement.
- S3 verfügt über die Fähigkeiten, Patient und Angehörige in Bezug auf den poststationären Pflegebedarf zu beraten und zu schulen sowie die Koordination der weiteren an der Schulung und Beratung beteiligten Berufsgruppen vorzunehmen.
- S4 ist zur Koordination des Entlassungsprozesses befähigt und autorisiert.
- S5 verfügt über die Fähigkeiten zu beurteilen, ob die Entlassungsplanung dem individuellen Bedarf von Patient und Angehörigen entspricht.
- S6 ist befähigt und autorisiert, eine abschließende Evaluation der Entlassung durchzuführen.

Prozess

Die Pflegefachkraft

- P1 führt mit allen Patienten und ihren Angehörigen innerhalb von 24 Stunden nach der Aufnahme eine erste kriteriengeleitete Einschätzung des zu erwartenden Unterstützungsbedarfs durch. Diese Einschätzung wird bei Veränderung des Krankheits- und Versorgungsbedarfs aktualisiert.
- P1 nimmt bei erwartbarem poststationärem Unterstützungsbedarf ein differenziertes Assessment mit dem Patienten und seinen Angehörigen mittels eines geeigneten Instruments vor.
- P2 entwickelt in Abstimmung mit dem Patienten und seinen Angehörigen sowie den beteiligten Berufsgruppen unmittelbar im Anschluss an das differenzierte Assessment eine individuelle Entlassungsplanung.
- P3 gewährleistet für den Patienten und seine Angehörigen eine bedarfsgerechte Beratung und Schulung.
- P4 stimmt in Kooperation mit dem Patienten und seinen Angehörigen sowie den intern und extern beteiligten Berufsgruppen und Einrichtungen rechtzeitig den voraussichtlichen Entlassungstermin und den Unterstützungsbedarf des Patienten ab.
- P4 bietet den Mitarbeitern der weiterbetreuenden Einrichtung eine Pflegeübergabe unter Einbeziehung des Patienten und seiner Angehörigen an.
- P5 führt mit dem Patienten und seinen Angehörigen spätestens 24 Stunden vor der Entlassung eine Überprüfung der Entlassungsplanung durch. Bei Bedarf werden Modifikationen eingeleitet.
- P6 nimmt innerhalb von 48 Stunden nach der Entlassung Kontakt mit dem Patienten und seinen Angehörigen oder der weiterbetreuenden Einrichtung auf und prüft die Umsetzung der Entlassungsplanung.

Stand November 2002

HALMA e.V. hilft altersverwirrten Menschen
Vernetzung von ambulanten Hilfsangeboten

URSULA WEBER

Über 60-Jährige, die demenzielle, depressive oder paranoide Symptome aufweisen, sollen so lange wie möglich in ihrer häuslichen Umgebung betreut werden. Das ist u.a. das Ziel von HALMA e.V. (Hilfen für altersverwirrte Menschen im Alltag), einem Verein, der vor gut zehn Jahren in Würzburg seine Arbeit aufnahm. Mittlerweile hat HALMA ein funktionierendes System aufgebaut, das die vorhandenen Strukturen nutzt.

HALMA e.V. – Hilfen für altersverwirrte Menschen im Alltag – ist eine Beratungs-, Unterstützungs- und Vernetzungsstelle in Würzburg. Sie entstand im Rahmen eines Modellprojektes, dessen Träger die Stadt Würzburg war. Gefördert wurde das Projekt durch das Bundesgesundheitsministerium von 1992 bis 1996. Seit 1996 ist HALMA e.V. ein Trägerverein, bestehend aus der Stadt Würzburg, den fünf Wohlfahrtsverbänden Arbeiterwohlfahrt, Bayerisches Rotes Kreuz, Caritasverband, Diakonisches Werk und Paritätischer Wohlfahrtsverband sowie Alzheimer Gesellschaft für Würzburg und Unterfranken.

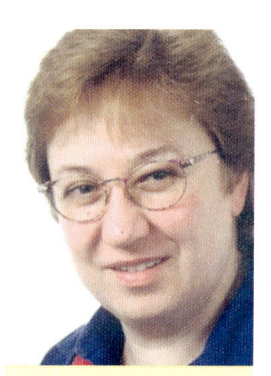

Ursula Weber, HALMA e.V., Würzburg

Die Einrichtung verfügt aktuell über 3,25 Planstellen, die mit einer Stelle für die Leitung – eine Dipl. Pädagogin und eine Dipl. Soziologin, beide halbtags–, zwei gerontopsychiatrischen Fachpflegekräften (eindreiviertel Stellen), eine Verwaltungskraft (halbtags) besetzt sind. Fachärztliche Unterstützung erhält das Team durch einen Facharzt der Universitätsnervenklinik stundenweise. Finanziert wird die Einrichtung durch den Bezirk Unterfranken als sozialpsychiatri-

Umsetzung des Hilfeplans

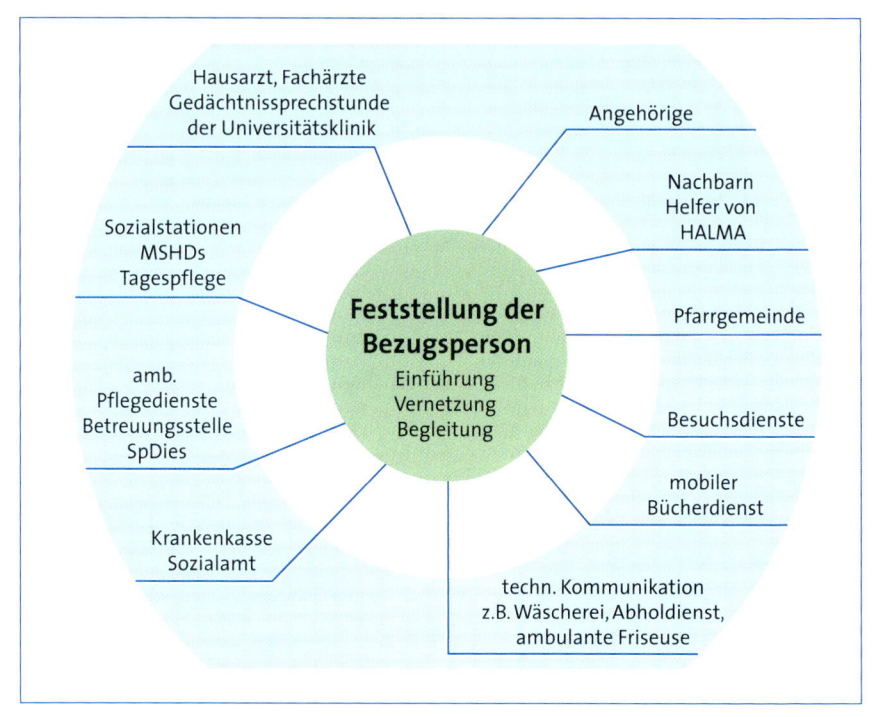

```
                    Hausarzt, Fachärzte
                    Gedächtnissprechstunde
                    der Universitätsklinik           Angehörige

                                                     Nachbarn
                                                     Helfer von
         Sozialstationen                             HALMA
         MSHDs
         Tagespflege
                              Feststellung der       Pfarrgemeinde
                              Bezugsperson
         amb.                 Einführung
         Pflegedienste        Vernetzung
         Betreuungsstelle     Begleitung             Besuchsdienste
         SpDies

                                                     mobiler
                                                     Bücherdienst

                    Krankenkasse
                    Sozialamt
                                        techn. Kommunikation
                                        z.B. Wäscherei, Abholdienst,
                                        ambulante Friseuse
```

Abbildung 14: Ziel ist es, den Patienten so lange wie möglich in seinem häuslichen Umfeld zu betreuen. Dies ist nur durch Vernetzung von allen mit der Pflege Betrauten möglich.

scher Dienst, durch das Bayerische Projekt ‚Netzwerk Pflege' des Bay. Landesamtes für Versorgung und Familienförderung für Angehörigenarbeit und Helferkreise und die Stadt Würzburg im Rahmen ihres Programms Soziale Dienste.

Ziele: Das Ziel von HALMA e.V. ist es, ältere Menschen mit demenziellen, depressiven oder paranoiden Syndromen so lange es möglich ist, in der häuslichen Umgebung zu betreuen. Erreicht werden soll dieses Ziel durch die Vernetzung der vorhandenen ambulanten, teilstationären und stationären Einrichtungen der Altenhilfe und deren fachlicher Unterstützung unter Einbindung ehrenamtlicher Helfer, Nachbarschaftshilfen und der Angehörigen.

Aufgaben: Zu den Aufgaben von HALMA gehört die exemplarische Einzelfallarbeit bei Patienten (kein Versorgungsvertrag), die Angehörigenberatung, der Helferkreis, Fortbildung sowie Öffentlichkeits- und Gremienarbeit.

Das Konzept Gerontopsychiatrische Behandlungspflege

Das Konzept der Gerontopsychiatrischen Behandlungspflege stellt eine gelungene Verknüpfung von psychiatrischer Pflege und der Arbeitsweise des Case Management aus der Sozialarbeit dar. Dieser Arbeitsansatz setzt damit die Ziele der psychiatrischen Pflege wie die Verbesserung der Lebensqualität psychisch erkrankter älterer Menschen in ihrer häuslichen Umgebung, den Erhalt bzw. die Förderung der Ressourcen und Kompetenzen, die Stärkung des Selbstwertgefühls um und versucht hierdurch die Abhängigkeit von Fremdhilfe möglichst gering zu halten. Das Case Management koordiniert die vorhandenen Einrichtungen der Altenhilfe im Sinne einer anwaltlichen Unterstützung einer bedürfnis- und patientenorientierten Betreuung der Patienten. In der Regel werden sechs Arbeitsschritte erforderlich:
1. **Umfassende Einschätzung der individuellen Bedürfnisse:** Zu Beginn der Betreuung erfolgt ein umfassendes Assessment, in dem der Hilfebedarf im Einzelfall nach pflegerischen, medizinischen, hauswirtschaftlichen, sozialen und finanziellen Gesichtspunkten festgestellt wird.
2. **Entwicklung eines individuellen Versorgungspaketes:** Aufbauend auf den Ressourcen der Patienten, den eigenen Kompetenzen, den sozialen Kontakten und bestehenden Hilfen wird ein symptombezogener individueller Hilfeplan erstellt.
3. **Sicherstellung des Zugangs zu diesen Hilfen:** Dieser Arbeitsschritt umfasst bei gerontopsychiatrischen Patienten die Erarbeitung der Hilfeannahme und die Befähigung der Pflegepersonen im Umgang mit dem Patienten.
4. **Sicherung der Qualität, Koordination und Absprachen** durch regelmäßige Zielkontrollen und Rückmeldungen (Austausch).

Aufgaben

- Gerontopsychiatrische Behandlungspflege/Einzelfallarbeit
- Angehörigenberatung
- Organisation und Betreuung des Helferkreises
- Fortbildungsangebote
- Öffentlichkeits- und Gremienarbeit

Ziele der Arbeit

- Zielgruppe sind Menschen ab 60 Jahre mit demenziellen, depressiven oder paranoiden Syndromen.
- Ziel ist es, diese Menschen so lange es möglich ist, in der häuslichen Umgebung zu betreuen.
- Erreicht werden soll dieses Ziel durch die Vernetzung der vorhandenen ambulanten Dienste, teilstationären und stationären Einrichtungen der Altenhilfe unter Einbindung der Angehörigen und ehrenamtlicher Helfer und Helferinnen.

Finanzierung

Bezirk Unterfranken
- 1/4 Ltg. Fachkraft Universität/1/4 Dipl. Soz.Päd. FH
- 0,5 Gerontopsych. Fachpflegekraft
- 0,25 Verwaltung/3000,– Euro Sachkosten/pro Stelle

Bayerisches Netzwerk Pflege/Festbetragsfinanzierung
- 0,5 Ltg. Fachkraft Universität
- 0,5 Gerontopsych. Fachpflegekraft

Stadt Würzburg/Fehlbedarfsfinanzierung und Eigenmittel (Mitgliedsbeiträge + Einnahmen)
- 0,75 Gerontopsych. Fachpflegekraft
- 0,25 Verwaltung

5. **Anpassung des Hilfeplanes**, wenn das Hilfeniveau verändert werden muss. Es kann zur Ausweitung oder Reduzierung der Hilfen kommen.
6. Gewährleistung einer verpflichtenden Langzeitbetreuung (vgl. Shepard 1992, Wendt 1993).

Übernimmt HALMA die gerontopsychiatrische Behandlungspflege und damit das Case Management für einen Patienten, so muss zunächst die Vertrauensbasis zum Patienten aufgebaut werden, ohne sie kann keine weitere Hilfeannahme erreicht werden. Im Mittelpunkt der psychiatrischen Behandlungspflege steht die Erstellung des Sicherheits- und Orientierungsrahmens für die Patienten und deren Umfeld. Das heißt, die eingeleiteten Maßnahmen geben den Patienten eine Orientierung in ihrem Alltag und vermitteln ihnen das Gefühl von Sicherheit.

Durch gerontopsychiatrische Pflegemaßnahmen im Rahmen einer Alltagsbegleitung werden die Kompetenzen der Patienten ermittelt und deren Eigenständigkeit soweit möglich gefördert. Nichtmedikamentöse Therapiemaßnahmen wie Tages- und Wochenstrukturierung, Orientierungshilfen in der Wohnung, verlässliche, regelmäßig wiederkehrende Bezugspersonen und medizinische Hilfen geben den Patienten eine „äußere" Struktur und einen Handlungsrahmen, der auf ihre Erkrankung und die individuelle Symptomatik abgestimmt ist. Diese Struktur trägt wesentlich dazu bei, Unsicherheiten und Ängste, die durch den krankheitsbedingten inneren Strukturverlust – Gedächtnisstörungen (Merkfähigkeit, Vergesslichkeit), Verlust der Kenntnisse, wie man die Verrichtungen des täglichen Lebens bewältigen soll, Sprachstörungen, Apraxie (Störungen der Bewegungskoordination), Agnosie (Unfähigkeit, Menschen oder Objekte zu erkennen, bzw. Verpackungsagnosie: Cremes werden mit Lebensmitteln verwechselt u.a.) zu vermindern und zu lindern.

In der praktischen Umsetzung bedeutet es, dass die gerontopsychiatrische Fachpflegekraft Kontakt zum Patienten aufnimmt und ihn regelmäßig besucht. Während dieser Besuche muss es gelingen, das Vertrauen des Patienten zu er-

Aufbauschema der Erstellung des individuellen Hilfeplanes durch den Case-Manager

---

Informationssammlung im Sinne eines ambulanten Assessment:

- Restfähigkeiten
- Diagnose
- soziale Kontakte
- Finanzierung

Problemanalyse   **Bestandsaufnahme Ist-Situation**   **Ressourcen**

Basisversorgung, medizinische Versorgung, Sicherheit
Problembewältigung, soziale Kontakte, Finanzierung

Hilfeplan

realistische Zielsetzung, angemessene,
individuell abgestimmte Maßnahmen

Umsetzung des Hilfeplanes durch schrittweise Vorgehensweise
und Festlegung, wer welche Aufgaben übernehmen kann

Feststellung der Bezugsperson, Einführung, Vernetzung, Begleitung

---

Hausarzt, Fachärzte
Sozialstationen, MSHDs
Tagespflege, amb. med. Fußpflege
Gedächtnissprechstunde
der Universitätsklinik
Betreuungsstelle, SpDies
Krankenkasse, Sozialamt

Angehörige, Nachbarn
Helfer von HALMA
Pfarrgemeinde
Besuchsdienste
mobiler Bücherdienst
Wäscherei-Abholdienst
ambulante Friseurin

Entsprechen die Dienstleistungen den Bedürfnissen des Klienten?
Regelmäßige Zielkontrolle und ggfs. Änderung des Hilfeniveaus
Überprüfung der Zielsetzung des Reha-Prozesses

nächstes Ziel angehen

werben. Das gelingt am ehesten, indem sie sich auf den Patienten konzentriert, ihn und seine Erlebniswelt in den Mittelpunkt stellt und ein Gefühl des Wohlbefindens erzeugen kann. Die Fachkraft kommt zwei- bis dreimal in der Woche für zwei bis drei Stunden zu verschiedenen Tageszeiten. Über diese enge Alltagsbegleitung gewinnt sie Einblick in den Ablauf des Alltages der Patienten, erkennt Handlungsroutinen, aber auch Störfaktoren, und probiert aus, auf welche Impulse die Patienten ansprechen (z.b. Umlegen einer Schürze signalisiert, Hausarbeit ist angesagt). Einkäufe werden gemeinsam erledigt, ermöglichen so einen Einblick in den Umgang mit Geld und zeigen inwieweit der Patient in der Lage ist, sich zu orientieren etc.

Dieses gemeinsame Alltagshandeln zeigt, welche Hilfen im Einzelfall erforderlich sind und wie die Hilfen angelegt sein sollten. Die Patienten selbst erleben sich als kompetente Wesen, erfahren eine Stärkung des Selbstwertgefühls. Die Ressourcen des Patienten werden ein Stück weit geweckt und zur Alltagsbewältigung eingesetzt. Gezielte Recherchen im engen Umfeld der Patienten sichern die Beobachtungen ab und ermöglichen die Einschätzung der Ressourcen.

Die erforderlichen Hilfen werden in einem individuellen Hilfeplan festgeschrieben (siehe Seiten 54 bis 58). Weitere Pflegepersonen (z.B. Sozialstation für die Grundpflege) werden eingeführt. In einer so genannten Helferkonferenz werden die Hilfen und die Art der Vorgehensweise aufeinander abgestimmt und auch die Finanzierung der Hilfen geklärt. Das kann im Einzelfall bedeuten, dass auch ein Antrag auf Einstufung nach der Pflegeversicherung zu stellen ist (von Angehörigen) oder dass eine amtliche Betreuung eingerichtet werden soll. Die Anträge werden von Ärzten oder Angehörigen gestellt. Die eingesetzten Pflegepersonen werden von der Fachpflegekraft fachlich unterstützt, damit sie wissen, wie ihre Hilfen vom Patienten angenommen werden.

Mit der Übernahme der psychiatrischen Behandlungspflege wird ein „Patientenheft" angelegt, in dem systematisch pflegerelevante Informationen gesammelt werden. In die Verlaufsdokumentation werden alle durchgeführten Maßnahmen aufgezeichnet. Grundlage bildet das Raster kostenträgerrelevanter Tätigkeiten (wurde eigens erarbeitet). Gerontopsychiatrische Pflegeleistungen bilden darin die zentralen Leistungseinheiten. Sie sind unterteilt in Grundpflege und hauswirtschaftliche Versorgung (Leistungskomplexe der PflegeVG), Behandlungspflege, bestehend aus einem Katalog nicht-medikamentöser Therapiemaßnahmen und somatischer Pflegeleistungen (§ 37,2 SGB V). Ferner wurden Case-Management-Leistungen und Angehörigenberatung differenziert, um die spezifischen Anforderungen der Gerontopsychiatrie zu unterstreichen.

Die Erstellung des Hilfeplanes und die Einführung der Pflegepersonen vervollständigen die gerontopsychiatrische Behandlungspflege. Wenn die erforderlichen Hilfen eingeleitet sind, schleicht sich die Fachkraft wieder aus und steht als Ansprechpartner für Helfer, Mitarbeiter der Dienste bzw. Angehörige zur Verfügung. Eine Bewertung der Langzeitpflege im Verbund zeigte, dass die Hälfte der Fälle zwischen eineinhalb und mehr Jahren zu Hause bleiben können. Grenzen der gerontopsychiatrischen Behandlungspflege sind erreicht, wenn

- Zugang und Aufbau einer Vertrauensbasis nicht gelingt,
- trotz intensiver Bemühungen die Hilfeannahme verweigert wird oder aus finanziellen Gründen nicht zugelassen wird,
- ein gewisser Schweregrad der Erkrankung überschritten ist und eine Rund-um-die-Uhr-Versorgung (besonders bei allein lebenden älteren Menschen) erforderlich ist,
- verlässliche Bezugspersonen nicht gefunden werden können,
- Angehörige aus der Ferne oder Freunde und Nachbarn aus dem Umfeld keinerlei Verständnis zeigen.

Ausblick

Das Konzept der Gerontopsychiatrischen Behandlungspflege hat sich als tragfähiger und gleichzeitig kostengünstiger Arbeitsansatz in der ambulanten Versorgung gerontopsychiatrischer Patienten erwiesen und seit nunmehr zehn Jahren bewährt! Die Schwierigkeiten in der Versorgung dieser Patienten ergeben sich aus der Verschränkung von somatischen und psychischen Erkrankungen, denn sie erfordern einen umfassenden ganzheitlichen Pflegeansatz, der ein hohes Maß an fachlicher und sozialer Kompetenz bei den Pflegenden voraussetzt. Gleichzeitig fordert der Umgang mit den Patienten eine partnerschaftliche Haltung, der die Hilfe- und Pflegebedürftigkeit wahrnimmt, die Patienten aber als gleichberechtigtes Gegenüber mit einer einzigartigen Lebensgeschichte annimmt.

Angesichts der demographischen Entwicklung ist es dringend geboten, neue Konzepte, vor allem auch in der ambulanten Versorgung, zu schaffen und flächendeckend anzubieten. Die gerontopsychiatrische Behandlungspflege mit ihren rehabilitativen Ansätzen könnte eine solche praktikable Umsetzung sein. Allerdings müssen hierfür noch die finanziellen und fachlichen Rahmenbedingungen geschaffen werden.

Konkretes Beispiel eines individuellen Hilfeplans für die nichtmedikamentöse Therapie

Kurze Zusammenfassung auf Grund der symptombezogenen Krankenbeobachtung in ihren Auswirkungen auf die Alltagsbewältigung der IADLs (Instrumental Activities of Daily Living):

Insgesamt betrachtet wirken sich die Verlustsymptome in fast allen IADLs zur Bewältigung des Alltags aus.

Durch die demenzielle Erkrankung ist es dem Patienten nicht mehr möglich, die IADLs (die körperfernen Aktivitäten zum Stillen der elementarsten Bedürfnisse) regelmäßig und aus eigener Kraft zu tätigen. Das komplexe Denken und Handeln in den einzelnen IADLs ist qualitativ und quantitativ stark vermindert.

In den IADLs ist eine umfassende, gezielte Steuerung/Anleitung notwendig:

- bei der regelmäßigen und ausgewogenen Ernährung, einschließlich Einkauf und Lebensmittelkontrolle,
- den medizinischen Therapiemaßnahmen,
- der Wohnungs- und Wäschepflege,
- den Bankgeschäften/ Post bearbeiten,
- beim wöchentlichen Bad.

Punktuelle Hilfestellung/stimulierende Reize sind ausreichend:

- bei der täglichen Körperpflege,
- bei leichten wohnungsbezogenen Aktivitäten,
- bei den Außenaktivitäten.

Auf sozialer Ebene sind keine gravierenden Verlustsymptome zu beobachten. Die Patientin steht neuen sozialen Kontakten, nach einer langen Gewöhnungsphase, inzwischen aufgeschlossen gegenüber. Bei einer angemessenen, einfühlsamen Vorgehensweise lässt sie mittlerweile auch unterstützende Hilfestellung in ihrer Wohnung von Personen ohne familiäre Bindung zu.

Ziel der Behandlungsmaßnahmen: Langfristige Ressourcensicherung im Verbundnetz der Altenhilfe auf sozialer und sachlicher Ebene.

Durch kontinuierliche Kontakte vertrauter Pflegepersonen der Patientin Gefühle der Sicherheit und der Geborgenheit vermitteln und hierdurch bestehende Ängste und Unsicherheiten vermindern.

Durch tages- und wochenstrukturierende Maßnahmen der Patientin Orientierungshilfe und punktuelle Hilfestellung zu einem geregelten Tagesablauf geben. Die noch vorhandenen Ressourcen der Patientin durch stimulierende Reize/ Impulse stabilisieren und abfordern und dadurch ihr Selbstwertgefühl stärken.

II Langfristige notwendige Maßnahmen

Bereich	Art der Hilfestellung	durchführen
	Begegnung und persönlicher Umgang mit der Patientin zum Aufbau einer Vertrauensbasis	
	Kommunikation/Haltung	
	■ sich wie ein gern gesehener "Gast" verhalten	
	■ vor dem Aktivwerden sich erst der Patientin zuwenden	
	■ auf den aktuellen seelischen Schmerz eingehen und die Möglichkeit zu Entlastungsgesprächen geben	
	■ einfache Sätze mit wenig Information sprechen – dabei Blickkontakt halten	
	■ Gespräche führen, die das Selbstwertgefühl der Patientin stärken (z.B. ihre frühere Berufstätigkeit/Mobilität)	
	■ das Steuer der punktuellen Hilfestellung unaufdringlich in die Hand nehmen – Patientin bei den Aktivitäten mit einbeziehen	
	■ mehr durch Impulse/stimulierende Reize motivieren als mit Worten	
	Maßnahmen im medizinischen Bereich	
Ärzte	■ regelmäßige Vorstellung der Patientin in der Praxis	
	– des Hausarztes (einmal pro Quartal oder bei akuten Beschwerden)	Dr. G.
	– des Psychiater/Neurologen (zweimal jährlich)	Dr. J.
	Terminvereinbarung und Begleitung übernimmt (Krankenversicherungskarte: Eine wird der Helferin ausgehändigt; eine weitere ist bei der Sozialstation hinterlegt!)	Halma-Helferin Einsatzzeit zweimal pro Woche je Stunde

III

Bereich	Art der Hilfestellung	durchführen
Medikamenten-Abgabe	■ erfolgt nach ärztlicher Verordnung täglich (morgens)	Sozialstation
	Maßnahmen in der Grundpflege	
Körperpflege	■ die tägliche Körperpflege erledigt sie selbstständig	Patientin
	■ das wöchentliche Bad (Freitag), einschließlich Haarpflege und Wäschewechsel, übernimmt	Sozialstation
	■ **Nagelpflege:** Schneiden der Fingernägel bei Bedarf (Nagelscheren befinden sich im Spiegelschrank/ Badezimmer)	Sozialstation
	■ **Fußpflege:** Terminvereinbarung (ca. einmal im Quartal) und Begleitung in die Fußpflegepraxis übernimmt	Halma-Helferin
	Ernährung	
Einkauf	■ portionsweiser Lebensmitteleinkauf für Frühstück und Abendbrot (Milch/Obst/Käse/Wurst u.ä.)	
	■ Getränke auf Vorrat (Mineralwasser etc.)	Angehörige
	■ kleinere Einkäufe tätigt Patientin selbstständig, bei Bedarf wird sie dabei von der Helferin unterstützt	Halma-Helferin
	■ regelmäßige Kühlschrankpflege/ Lebensmittelkontrolle	Halma-Helferin
	■ Einkauf von Haushaltsartikeln (Putzmittel/Toilettenartikel)	Halma-Helferin
	Wichtig!! Bei Bedarf die schriftliche Orientierungshilfe am Kühlschrank wieder anbringen bzw. ersetzen!	
Frühstück	■ tägliche Impulse zur Zubereitung des Frühstücks (MO – SO) und zur Nahrungs- und Flüssigkeitsaufnahme	Sozialstation

IV Bereich	Art der Hilfestellung	durchführen
Mittagessen	■ „Essen auf Rädern", tägliche Lieferung (MO – SA); Lieferzeit: ab 11.30 Uhr	Lieferservice
	■ Sonntags wird Patientin meistens zum Essen abgeholt!	Angehörige
Abendbrot	■ bereitet sie sich selbstständig zu	Patientin
Flüssigkeits-zufuhr	**Wichtig!! Patientin bei jedem Hausbesuch zum Trinken (Mineralwasser/Saft) auffordern!**	
	Wohnungs- und Wäschepflege	
Wohnungs-pflege	■ erledigt Patientin im Rahmen ihrer Fähigkeiten noch teilweise selbstständig, z.B. Aufräumen, Geschirr spülen, Reinigung im Badezimmer, Bett machen	Patientin
	■ regelmäßiges Staubsaugen und Staub wischen, bei Bedarf Grundreinigung der Küche bzw. des Badezimmers, Fenster putzen – immer in Teamarbeit mit der Patientin	Halma-Helferin
	■ Die Müllentsorgung ist ein heikles Thema: Patientin ist davon überzeugt, sie bekomme Schwierigkeiten mit den Nachbarn, wenn sie die hauseigenen Mülltonnen benutzt! Folge: Ansammlung von Müll, hauptsächlich in der Küche!	Halma-helferin
	■ Reduzierung der Sammelgüter, evtl. auch durch Mitnahme	Angehörige
Wäschepflege	■ Schmutzwäsche sammelt Patientin in einer Plastikwanne unter dem Waschbecken im Badezimmer	Patientin
	■ Waschen der Wäsche (Wäsche wird bei den Besuchen am Wochenende mitgenommen!)	Angehörige

Bereich	Art der Hilfestellung	durchführen
	■ bei angesammelter Schmutzwäsche oder nach dem Beziehen des Bettes Waschmaschine einschalten. Schriftliche Gedächtnisstütze für Patientin zum Aufhängen der Wäsche an der Maschine anbringen (Trockenraum auf dem Dachboden vorhanden)	Halma-Helferin
	■ regelmäßig in Teamarbeit mit der Patientin das Bett frisch beziehen (evtl. im Kalender vermerken)	Halma-Helferin
	■ Nacharbeiten in der Wäschepflege (bügeln/aufräumen) tätigt Patientin selbstständig	Patientin
Außenaktivitäten	■ auf vertrauten Wegen (Innenstadt/bekannte Stadtteile) bewegt sie sich nahezu täglich noch selbstständig	Patientin
	Die günstigsten Zeiten, sie zu Hause anzutreffen, sind morgens vor 9 Uhr, um die Mittagszeit oder abends nach Einbruch der Dunkelheit!	
	■ Begleitung zu Spaziergängen, vornehmlich in die Innenstadt	Halma-Helferin
	■ Patientin wird regelmäßig an Sonntagen abgeholt	Angehörige
	■ mehrmals die Woche wird sie von einer Nachbarin zum Kirchgang mitgenommen!	Nachbarin
Finanzen/Post	■ Aufgabe des Angehörigen, der die gesetzliche Betreuung für den Patienten hat	Angehörige
	■ Behördenpost bearbeiten	Angehörige
	■ Überweisung der Leistungsabrechnung an die HALMA-Helferin	Angehörige

Zukunftsforum Demenz

Das Zukunftsforum Demenz hat sich zum Ziel gesetzt, die Versorgung der Demenzkranken in Deutschland zu verbessern, um ihnen möglichst lange ein würdevolles und – entsprechend ihren noch vorhandenen Fähigkeiten – erfülltes Leben zu ermöglichen.

Dass die Versorgung der Demenzkranken verbesserungswürdig ist, ist unter den an der Versorgung Beteiligten unstrittig. Das Spektrum dieser Beteiligten reicht von den Ärzten der verschiedenen Fachrichtungen über Pflegepersonal bis zu Krankenkassen, Selbsthilfegruppen und Sozialbehörden. Leider ist es häufig so, dass diese Personen nur wenig voneinander wissen – vor allem zu wenig, um Synergismen zu erzeugen oder fehlerhafte Versorgungsstrukturen zu verbessern. Hier will das Zukunftsforum Hilfestellung leisten und den interdisziplinären Dialog fördern.

Dazu wurden verschiedene Aktivitätsfelder entwickelt:
- Workshops für verschiedene Fachgruppen
- Informationsveranstaltungen für Angehörige und Pflegedienstleistende
- Informationsmaterialien wie Broschüren, Ratgeber oder Newsletter
- Kongressbeteiligungen

Bei den Workshops des Zukunftsforum werden wichtige Aspekte des Versorgungsproblems bei Demenz thematisiert und von Vertretern der verschiedenen mit der Versorgung betrauten Gruppen diskutiert. Das Zukunftsforum versteht sich bei diesen Workshops allerdings nicht nur als Diskussionsplattform. Es wird vielmehr angestrebt, auf den Workshops Konzepte zur Versorgung der Demenzkranken zu erarbeiten bzw. weiterzuentwickeln durch Verabschiedung eines Thesenpapiers. Diese Informationen und Konzepte sollen dann – je nach den Möglichkeiten – in die Arbeit der einzelnen Teilnehmer einfließen und so dazu beitragen, die Versorgung der Demenzkranken letztlich zu verbessern.

Zu den folgenden Themenbereichen haben bisher folgende Workshops stattgefunden:
- „Geriatrisches Assessement"
- „Die Arzneimittelversorgung des Demenzkranken unter den Gesichtspunkten der aktuellen Gesetzgebung"
- „Probleme bei der Pflege Demenzkranker"
- „Betreuungsrecht – Wer wahrt die Rechte des Demenzkranken?"
- „Demenz – auf dem Weg zu einem Disease-Management-Programm?"
- „Der Demenzkranke im Leistungsstreit zwischen Kranken- und Pflegeversicherung"
- „Neues aus der Demenzforschung"

Bei den Infoveranstaltungen werden die Zuhörer über Verlauf und Therapie der Demenz und insbesondere der Alzheimer-Erkrankung aufgeklärt und bekommen praktische Tipps im Umgang mit den Demenzkranken.

Dieses Informationsangebot richtet sich vor allem an die betreuenden Angehörigen, aber auch an Interessierte aus dem Pflegebereich. Vor allem für diese Zielgruppe wurden drei Broschüren vom Zukunftsforum Demenz entwickelt.

Das Zukunftsforum Demenz ist ständig um Weiterentwicklung bemüht und daran interessiert seinen, Aktionskreis auszuweiten. Weiterführende Informationen sind erhältlich unter:

Zukunftsforum Demenz
Eckenheimer Landstr. 100
60318 Frankfurt am Main
e-mail: hcr@merz.de